癌症·医生说

癌症患者需要知道的放疗那些事

总主编◎程向东　朱利明

主　编◎季永领

U0206633

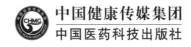
中国健康传媒集团
中国医药科技出版社

内 容 提 要

本书为"癌症·医生说"分册之一，主要介绍了放射治疗的基础知识、治疗前准备和注意事项，头颈部肿瘤、食管癌、肺癌、乳腺癌、胃癌、肝胆肿瘤、胰腺癌、直肠癌、膀胱癌、精原细胞瘤、前列腺癌、软组织肉瘤、皮肤肿瘤、女性生殖系统肿瘤、恶性淋巴瘤等常见肿瘤疾病与放射治疗相关的问题，另外还介绍了 5 位肿瘤患者进行放射治疗的真实故事。全书采用问答形式进行详细介绍，语言通俗易懂，适合广大读者特别是肿瘤患者及其家属参考阅读。

图书在版编目（CIP）数据

癌症患者需要知道的放疗那些事 / 季永领主编 . —北京：中国医药科技出版社，2023.10
（癌症·医生说）
ISBN 978-7-5214-4077-5

Ⅰ . ①癌⋯　Ⅱ . ①季⋯　Ⅲ . ①癌—放射疗法　Ⅳ . ① R730.55

中国国家版本馆 CIP 数据核字（2023）第 144592 号

美术编辑　　陈君杞
版式设计　　也　在

出版　**中国健康传媒集团** ｜ 中国医药科技出版社
地址　北京市海淀区文慧园北路甲 22 号
邮编　100082
电话　发行：010-62227427　邮购：010-62236938
网址　www.cmstp.com
规格　710 × 1000mm $\frac{1}{16}$
印张　13
字数　175 千字
版次　2023 年 10 月第 1 版
印次　2023 年 10 月第 1 次印刷
印刷　北京盛通印刷股份有限公司
经销　全国各地新华书店
书号　ISBN 978-7-5214-4077-5
定价　**45.00 元**

获取新书信息、投稿、为图书纠错，请扫码联系我们。

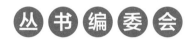

丛书编委会

总主编　程向东　朱利明

编　委（按姓氏笔画排序）

王　增　白　璐　季永领

俞新燕　施　亮　洪　卫

姚庆华　龚黎燕　曾　剑

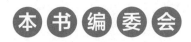

本书编委会

序

癌症，众病之王。

根据最新的统计报告显示，截至2020年，全球每年新发癌症病例数约为1930万；预计到2040年，全球癌症病例数将达到2840万，比2020年增加47%。现在，癌症不仅仅是一类疾病，更是全人类面临的巨大健康挑战，无论是患者本人还是他们的家人，都深受其害。

我的一位朋友曾向我诉说，当他被医生告知患上癌症时，内心瞬间沉浸在无尽的恐惧与焦虑之中。它是谁？它会怎么样？应该去找谁？如何把它赶走？要做些什么准备？这些都不知道！他说，癌症就像一个满怀敌意、全副武装的不速之客，凭空闯入他的生活，让他和家人一下子陷入恐惧、无助和绝望的深渊。

庆幸的是，我这位朋友的故事还算比较圆满。他在治愈后专程过来谢我，感谢我给他介绍了一位好专家。专家详细地向他解释病情、诊疗方法和预后，还有诊疗中的各种可能性，让他心里有了底。他说我和专家在他最困难的时候给了他一家人希望与勇气！

现阶段，我们国家还存在优质医疗资源不足的问题，很多时候专家面对着无数患者渴求的眼神，却无法给予更多的时间解读病情和治疗方案，对这些癌症患者而言，他们该怎么办？

这个时候，面向大众的癌症知识科普就显得尤为重要，而由一线临床专家根据癌症诊疗的最新进展、实践问题，并结合患者实际需求撰写的癌症知识科普书籍更是难能可贵。

　　健康中国需要科学普及。作为一名从事生物分析化学的科学家，我目前带领中国科学院基础医学与肿瘤研究所和浙江省肿瘤医院的专家们进行着癌症研究的攻关。身处癌症领域，我目睹了许多患者的苦难和挣扎，也见证了现代医学在癌症领域取得的突破性进展。我深知，想要更好地理解癌症、预防癌症，并帮助患者战胜癌症，我们有责任搭建科普的桥梁，将癌症科学知识传播给更广泛的群体。因此，我非常高兴地向大众推荐《癌症·医生说》这套关于癌症的科普丛书。

　　这套丛书不仅涵盖了癌症手术治疗、放射治疗、内科治疗等基本诊疗手段、诊疗进展和新疗法，还从营养指导、癌痛管理、心理调试、家庭照护、用药管理等方面入手，以一问一答的形式解答患者和家属在诊疗及康复等过程中存在的各类问题。各分册同时结合真实的抗癌故事，以生动的案例帮助患者及家属树立科学的肿瘤治疗观念和战胜癌症的信心。这种从案例中寻找心理和情感支持的方式，将有助于患者及家属积极地面对困难，帮助他们重获正向的生活态度和心灵的平衡。

　　丛书的总主编分别是浙江省肿瘤医院党委书记程向东和党委委员、院长助理朱利明。程向东不仅是一位非常优秀的外科专家，还是中国抗癌协会副理事长、科技部国家重点研发计划等项目的首席科学家，在癌症防治领域功勋卓著。朱利明是肿瘤内科的临床专家，还兼任中华预防医学会叙事医学分会副主任委员，在医学人文领域有深厚的造诣，他一贯认为临床医生做科普工作散发的是医生的温度。而各分册的主编、副主编及编委们基本都来自于浙江省肿瘤医院，他们或是学科带头人，或是资深的临床、护理专家和药学专家。他们把艰涩难懂的专业知识用简洁通俗、系统而且富有条理的方式介绍给广大读者，无论您是否有医学背景，都能轻松地理解书中的知识。

《癌症·医生说》丛书不仅适用于癌症患者和家属等一般读者，也适用于从事医学以及相关领域的专业人士。通过阅读本丛书，读者可以了解癌症诊疗、康复、家庭照护等患者日常生活需要关注的各方面知识。我相信这套丛书能给读者带来有益的信息和实用的建议，更希望这套丛书能够成为读者的"亲密伙伴"，为读者提供可靠的指导和必要的帮助，还有希望、勇气和力量！

中国科学院院士

发展中国家科学院院士

中国科学院杭州医学研究所所长

浙江省肿瘤医院院长

2023 年 7 月

前　言

随着人口的老龄化，我国恶性肿瘤的发生率越来越高。根据国际癌症研究机构发布的数据，2020 年中国新发恶性肿瘤病例数达 457 万，严重威胁着人们的身体健康。

放射治疗（简称"放疗"）是利用高能射线破坏肿瘤细胞的 DNA 双螺旋结构，从而杀伤肿瘤细胞的一种局部治疗方法。放射治疗和外科手术、内科治疗（包括化学治疗、靶向和免疫治疗）构成了恶性肿瘤的主要治疗手段。据统计，50%~70% 的恶性肿瘤患者需要接受放疗，其对长期生存的贡献仅次于手术。并且，近年来随着新设备和新技术的飞速发展，放疗已从粗放式的常规照射进入了精确治疗时代。调强放射治疗、立体定向放射治疗、螺旋断层放射治疗、射波刀以及质子重离子放射治疗等新技术的应用，大幅度提高了恶性肿瘤的治疗水平。

然而，大部分癌症患者对放疗的了解很少，甚至存在相当多的疑虑。因此，本书旨在从专业角度出发，用通俗易懂的语言介绍放疗的相关知识，包括放疗的作用和意义、常见不良反应和处理、治疗相关的注意事项等。愿本书有助于患者们更好地了解放疗，并配合治疗，从而取得更好的疗效。

本书内容难免有疏漏之处，欢迎广大读者批评指正。

编者

2023 年 7 月

目 录

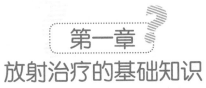

第一章
放射治疗的基础知识

01. 什么是放射线? 2

02. 放射线为什么能治疗肿瘤? 2

03. 什么是放射治疗? 3

04. 放射治疗是如何起作用的? 3

05. 放射治疗是如何照射肿瘤的? 3

06. 放射治疗在临床上的分类有哪些? 4

07. 还在害怕放疗吗? 七成肿瘤需要用到它 5

08. 你了解放射治疗的全流程吗? 6

09. 放射治疗的疗程一般多久? 7

10. 放疗过程中患者需要注意哪些问题? 9

11. 放疗和化疗到底有什么不一样? 9

12. 放疗都有哪些类型? 11

13. 常用的放疗设备有哪些? 12

14. 放疗技术有哪些? 13

15. 什么是质子、重离子放疗技术? 14

16. 放疗中的辐射防护是什么? 15

17. 手术前放射治疗有什么作用? ································ 17

18. 手术后放射治疗有什么作用? ································ 17

19. 放射治疗联合化疗有什么作用? ···························· 18

20. 放射治疗与靶向治疗联合有什么作用? ····················· 19

21. 放射治疗与免疫治疗联合有什么作用? ····················· 20

22. 放射治疗与热疗联合有什么作用? ·························· 21

23. 热疗为什么可以治疗肿瘤? ································ 21

24. 热疗分为哪些作用方式? ·································· 22

25. 目前常用的热疗手段是什么? ······························ 22

26. 热疗和放疗如何配合实施? ································ 23

27. 放疗联合热疗的患者,在热疗前后应注意什么? ············ 23

第二章

放射治疗前的准备

01. 放射治疗前的常规检查有哪些? ···························· 26

02. 放射治疗前一定要行肿瘤穿刺检查吗? ····················· 26

03. 病理检查为什么重要? ···································· 27

04. 放射治疗前为什么要体位固定? ···························· 27

05. 体位固定有哪些方式? ···································· 27

06. 放射治疗前为什么要进行模拟定位? ························ 28

07. 模拟定位有哪些方式? ···································· 28

08. CT 模拟定位与普通 CT 检查有什么不同? ··················· 29

09. 磁共振模拟定位有哪些优势? ······························ 29

10. 在放射治疗定位时,患者需要做哪些准备? ················· 30

11. 为什么在放射治疗 CT 模拟定位时要注射造影剂? ………… 30

12. 注射造影剂会有哪些常见不良反应? ………………… 31

13. 在定位后等待放射治疗期间需要注意哪些问题? ………… 31

第三章
放射治疗的注意事项

01. 放射治疗过程中需要注意哪些问题? ………………… 34

02. 放射治疗过程中有哪些常见不良反应? ……………… 34

03. 放射治疗过程中饮食应注意哪些问题? ……………… 35

04. 放射治疗期间如何补充营养? ………………………… 36

05. 放射治疗期间如何应对失眠? ………………………… 37

06. 放射治疗结束后需要注意哪些问题? ………………… 38

第四章
头颈部肿瘤的放疗

01. 哪些头颈部恶性肿瘤需要放疗? ……………………… 42

02. 鼻咽癌患者可以只做放疗吗? ………………………… 43

03. 可以通过放疗联合抗 EB 病毒治疗鼻咽癌吗? ……… 43

04. 治疗头颈部肿瘤, 放疗和手术哪个效果更好? ……… 44

05. 哪种放疗方案更适合头颈部恶性肿瘤患者? ………… 45

06. 头颈部恶性肿瘤患者放疗时的急性不良反应有哪些? … 46

07. 头颈部恶性肿瘤患者如何应对放疗期间的急性
　　不良反应？ ………………………………………… 47

08. 头颈部恶性肿瘤患者放疗后没唾液怎么办？ ………… 49

09. 头颈部恶性肿瘤患者放疗后面部皮肤变黑怎么办？ …… 49

10. 鼻咽癌患者放疗后会出现哪些远期并发症？ ………… 50

11. 头颈部恶性肿瘤患者放疗前需要注意哪些口腔问题？ …… 53

12. 鼻咽癌患者放疗后听力下降怎么办？ ………………… 54

13. 喉癌患者放疗时一定要进行气管切开吗？ …………… 55

14. 头颈部恶性肿瘤患者放疗期间如何补充营养？ ……… 55

15. 头颈部恶性肿瘤患者放疗期间需要鼻饲管吗？ ……… 56

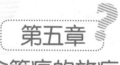

第五章

食管癌的放疗

01. 哪些因素会引起食管癌？ ……………………………… 60

02. 食管癌患者放疗前有哪些症状？ ……………………… 61

03. 食管癌患者放疗前需要做哪些检查？ ………………… 62

04. 食管癌患者放疗期间为什么要进行同步化疗？ ……… 62

05. 食管癌患者放疗前为什么需要在鼻中放置营养管？ …… 63

06. 食管癌患者手术前为什么需要先放疗？ ……………… 64

07. 吃饭时常被噎住是得了食管癌吗？ …………………… 65

08. 食管癌患者进食梗阻的临床症状有哪些？ …………… 65

09. 哪些食管癌患者放疗后需要放食管支架？ …………… 67

10. 为什么食管癌患者放化疗期间容易大出血？ ………… 68

11. 食管癌患者术后需要进行辅助放化疗吗? ················· 69

12. 食管癌患者放疗后复发还能再行放疗吗? ················· 69

13. 为什么食管癌患者放疗期间会出现喉痛、进食疼痛、
    不停吐口水? ················· 70

14. 食管癌患者放疗期间应怎么吃? ················· 71

15. 食管穿孔的食管癌患者能行放疗吗? ················· 72

16. 为什么早期颈段和胸上段食管癌患者不能手术,需要行
    根治性放化疗? ················· 72

17. 晚期食管癌患者可以行放疗吗? ················· 73

第六章
肺癌的放疗

01. 做放疗的肺癌患者就意味着是晚期吗? ················· 76

02. 肺癌患者放疗大概需要多长时间? ················· 76

03. 肺癌放疗照射次数越多癌细胞死亡越多吗? ················· 77

04. 肺癌患者放疗时需要吃止痛药吗? ················· 78

05. 肺癌患者放疗时会掉头发吗? ················· 78

06. 没有脑转移的小细胞肺癌患者为什么需要脑部放疗? ···· 79

07. 肺癌患者放疗后需要与家人隔离吗? ················· 80

08. 为什么肺癌患者放疗后 3 个月内出现发热、胸闷气急、
    呼吸困难等症状要及时就诊? ················· 81

09. 肺癌脑转移患者脑部应该如何放疗? ················· 82

10. 肺癌患者放疗为什么有的一天 1 次,有的一天 2 次? ···· 83

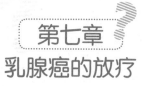

乳腺癌的放疗

01. 哪些乳腺癌患者手术后需要放疗？ ·············· 86

02. 乳腺癌患者术后辅助放疗的疗程有多长？ ·········· 86

03. 乳腺癌患者术后辅助放疗什么时候开始合适？ ······ 87

04. 乳腺癌患者每次放疗大概需要多久？ ·············· 87

05. 为什么乳腺癌患者术后放疗需要照射颈部？ ········ 88

06. 乳腺癌患者放疗时可以使用内分泌治疗药物吗？ ····· 88

07. 乳腺癌患者放疗有哪些常见不良反应？ ············ 89

08. 乳腺癌患者放疗时怎么保护皮肤？ ················ 90

09. 左侧乳腺癌患者放疗时怎么预防心脏损伤？ ········ 91

10. 乳腺癌患者放疗后的护理准则是什么？ ············ 92

11. 乳腺癌患者放疗完成后需要定期检查吗？ ·········· 93

胃癌的放疗

01. 胃癌患者术后为什么有的需要放疗，而有的不需要？ ···· 96

02. 为什么胃食管结合部癌患者更倾向于术前放化疗？ ······· 96

03. 伴有肿瘤出血的晚期胃癌患者，放疗有用吗？ ········· 96

04. 胃癌患者为什么有的定位时间长，有的时间短？ ········· 97

05. 胃癌患者放疗期间的饮食应注意什么？ ……………… 97

06. 胃癌患者放疗期间需要特别关注身体哪些方面的
异常？ ……………………………………………… 98

07. 胃癌患者术后出现单纯的腹腔淋巴结复发该怎么办？ … 98

08. 不能手术且伴有远处转移的胃癌患者，局部治疗原发灶
有用吗？ …………………………………………… 99

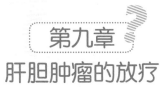

第九章

肝胆肿瘤的放疗

01. 肝细胞癌的分期有哪些，总体治疗策略是什么？ ……… 102

02. 肝细胞癌的治疗模式有哪些？ …………………… 102

03. 哪些肝细胞癌患者可以放疗？ …………………… 103

04. 常用的肝癌放疗方式有哪些？ …………………… 103

05. 为什么肝癌患者放疗需要联合介入、射频、手术等
治疗手段？ ………………………………………… 104

06. 肝细胞癌门静脉癌栓的放疗价值如何？ ………… 104

07. 肝细胞癌患者放疗的主要严重并发症是什么？ … 105

08. 胆道系统肿瘤患者放疗的适应证有哪些？ ……… 105

09. 不能手术的肝内胆管癌患者放疗有效吗？ ……… 106

10. 肝外胆管癌患者术后放疗有价值吗？ …………… 106

11. 胆囊癌患者术后需要放疗吗？ …………………… 106

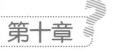

第十章
胰腺癌的放疗

01. 哪些胰腺癌患者需要放疗？ ················ 108

02. 肝、胆、胰肿瘤放疗期间容易出现哪些并发症？ ········ 108

第十一章
直肠癌的放疗

01. 哪些直肠癌患者需要放疗？ ················ 112

02. 哪些直肠癌患者不宜行放疗？ ··············· 112

03. 直肠癌患者放疗前的检查有哪些？ ············ 113

04. 直肠癌患者放疗的流程是什么？ ············· 113

05. 直肠癌患者放疗前后需要注意什么？ ··········· 114

06. 直肠癌患者放疗期间为什么要同步化疗？ ········ 115

07. 局部晚期直肠癌患者放疗与手术间隔多久合适？ ······ 115

08. 为什么建议局部晚期直肠癌患者优选术前放疗而不是
术后放疗？ ·························· 116

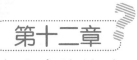

第十二章
膀胱癌的放疗

01. 膀胱癌患者手术后需要放疗吗？ ……………………… 118

02. 膀胱癌患者放疗需要憋尿还是排空膀胱？ ………… 118

03. 膀胱癌患者可以不切除膀胱，只做放化疗吗？ ………118

04. 膀胱癌患者放疗最难受的反应是什么？ …………… 119

05. 为什么放疗可以对膀胱癌所致血尿起到止血作用，

　　而又可引起出血性膀胱炎？ ……………………… 119

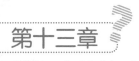

第十三章
精原细胞瘤的放疗

早期精原细胞瘤患者术后有哪些治疗方案？ ………… 122

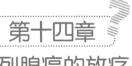

第十四章
前列腺癌的放疗

01. 前列腺癌患者放疗时需注意什么？ ………………… 124

02. 哪些前列腺癌患者需要根治性外放疗？ …………… 125

03. 为什么前列腺癌患者有的直接做放疗，而有的要先进行
内分泌治疗？ ·· 125

04. 如何评价前列腺癌根治性放疗后的效果？ ············· 125

05. 前列腺癌患者放疗后要复查吗？ ························ 126

06. 为什么前列腺癌患者手术后还要放疗，放疗的时机
是什么？ ·· 126

07. 前列腺癌患者放疗时需要联合内分泌治疗吗？ ········ 127

08. 前列腺癌患者放疗有哪些常见不良反应？ ············· 127

09. 前列腺癌患者除了采用近距离放疗，还能进行远距离
放疗吗？ ·· 128

10. 治疗前列腺癌时可应用免疫检查点抑制剂联合
放疗吗？ ·· 129

第十五章
软组织肉瘤的放疗

01. 为什么说放疗是软组织肉瘤成年患者的主要治疗手段
之一？ ·· 132

02. 为什么四肢和躯干软组织肉瘤患者有时需要手术联合
放疗？ ·· 132

03. 四肢和躯干软组织肉瘤成年患者需要手术和放疗时，
是先手术还是先放疗？ ····································· 133

04. 四肢和躯干软组织肉瘤成年患者行手术或放疗的时机
是什么？ ·· 134

05. 腹膜后软组织肉瘤患者术后需要放疗吗？ ·················· 134

06. 头颈部软组织肉瘤患者手术后需要放疗吗？ ·············· 135

07. 不能手术切除的软组织肉瘤患者可以放疗吗？ ·········· 135

08. 对于软组织肉瘤出现远处转移的病灶，放疗有
    意义吗？ ··· 136

09. 未来软组织肉瘤放疗可能有哪些新变化？ ················ 136

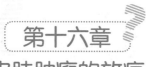

第十六章
皮肤肿瘤的放疗

01. 常见的皮肤恶性肿瘤有哪些？ ···························· 138

02. 皮肤癌患者的放疗类型有哪些？ ·························· 138

03. 皮肤癌患者的首选治疗方式是手术还是放疗？ ·········· 139

04. 皮肤癌患者放疗的常见并发症有哪些？ ·················· 139

05. 放疗在低复发风险皮肤癌患者中的作用如何？ ·········· 140

06. 放疗在高复发风险皮肤癌患者中的作用如何？ ·········· 140

07. 放疗在皮肤黑色素瘤患者中的作用如何？ ················ 141

08. 皮肤黑色素瘤患者在什么情况下要做术后辅助放疗？ ····· 141

09. 为什么医生有时会建议患者在淋巴结清扫术后做
    放疗？ ··· 142

10. 区域淋巴结清扫术后患者放疗会有哪些并发症？ ········· 142

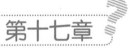

第十七章
女性生殖系统肿瘤的放疗

01. 确诊妇科恶性肿瘤后应怎样治疗？ ·············· 144

02. 宫颈癌的主要治疗方式是什么？ ·············· 144

03. 中晚期宫颈癌患者放疗后还需要手术治疗吗？ ·············145

04. 哪些宫颈癌患者需要放疗？ ·············· 145

05. 宫颈癌患者放疗的方式有几种？ ·············· 146

06. 宫颈癌患者术后辅助放疗的指征及疗程是什么？ ········ 147

07. 宫颈癌患者行体外放疗如何实施？ ·············· 147

08. 宫颈癌患者行近距离放疗如何实施？ ·············· 148

09. 宫颈癌患者放疗中断会影响疗效吗？ ·············· 149

10. 宫颈癌患者放疗的常见急性放射反应有哪些？ ········150

11. 宫颈癌患者放疗的常见晚期放射反应有哪些，如何
    预防？ ·············· 151

12. 晚期放射性膀胱炎的发病机制是什么？ ·············· 152

13. 晚期放射性直肠炎的发病机制是什么？ ·············· 152

14. 宫颈癌患者放疗结束后复查应注意什么？ ·············· 153

15. 宫颈癌患者放疗结束后如何保持健康的生活状态？ ····· 153

16. 宫颈癌患者放疗后要坚持阴道冲洗吗？ ·············· 154

17. 宫颈癌患者治疗后复发该怎么办？ ·············· 154

18. 确诊子宫内膜癌后应如何治疗？ ·············· 155

19. 卵巢癌患者应如何治疗？ ·············· 156

20. 卵巢癌患者的放疗效果如何？ ·············· 156

21. 外阴癌患者应如何治疗？ ·············· 157

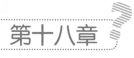

第十八章

恶性淋巴瘤的放疗

01. 目前新兴的质子放疗适合霍奇金淋巴瘤患者吗？ ……… 160

02. 为什么恶性淋巴瘤患者有些需要放疗，而有些
    不需要？ …………………………………………… 160

03. 放疗在 NK/T 细胞淋巴瘤患者的治疗中起什么作用？ … 161

04. 胃黏膜相关淋巴瘤患者应行放化疗还是手术治疗？ …… 161

05. 恶性淋巴瘤患者计划行 CAR-T 细胞疗法需要联合
    放疗吗？ …………………………………………… 161

06. 弥漫性大 B 细胞性恶性淋巴瘤患者需要放疗吗？ ……… 162

第十九章

转移灶的放疗

01. 对转移灶进行放疗有什么作用？ …………………… 164

02. 转移灶放疗能使肿瘤消失吗？ ……………………… 164

03. 转移灶放疗费用高吗？ ……………………………… 164

04. 转移灶放疗要做几次？ ……………………………… 165

05. 转移灶放疗应注意什么？ …………………………… 165

06. 转移灶放疗一般需要几个疗程？ …………………… 166

07. 转移灶放疗的 1 个疗程是几天？ …………………… 166

08. 骨转移灶放疗有效吗？ ……………………………… 167

09. 骨转移灶放疗后多久能止痛? ················· 167

10. 骨转移灶放疗的止痛效果能维持多久? ········· 168

11. 骨转移灶放疗有哪些不良反应? ··············· 168

12. 骨转移灶放疗应注意什么? ··················· 168

13. 骨转移灶放疗期间还要做哪些治疗? ··········· 169

14. 脑转移灶放疗有哪些作用? ··················· 169

15. 脑转移灶放疗的不良反应有哪些? ············· 170

16. 脑转移灶放疗应注意什么? ··················· 170

第二十章
癌症患者的故事

01. 鼻咽癌放疗，一段刻骨铭心的记忆 ··········· 172

02. 放疗和化疗能治愈肺癌吗 ··················· 174

03. 我与小细胞肺癌过了招 ····················· 175

04. 我和我的乳腺癌 ··························· 177

05. 不放弃，让肉瘤消失 ······················· 181

第一章
放射治疗的基础知识

01. 什么是放射线?

02. 放射线为什么能治疗肿瘤?

03. 什么是放射治疗?

04. 放射治疗是如何起作用的?

05. 放射治疗是如何照射肿瘤的?

......

01 什么是放射线?

首先需要了解什么是辐射,其实自然界中的一切物体,都以电磁波和粒子的形式时刻向外传送能量,这种传送能量的方式被称为辐射。辐射分为电离辐射和非电离辐射两种。

生活中常见的手机辐射、电脑辐射、微波炉辐射等属于非电离辐射,对人体组织损伤较小。而放射线则属于电离辐射,能够引发被辐射物的电离反应,进而破坏被辐射物的分子结构,因而在接触放射线时要做好防护措施。但如果正确运用放射线,也会产生不小的益处。如在医疗方面,利用放射线可以检查疾病、治疗恶性肿瘤;在工业方面,利用放射线穿透物质的特性,可以用来检测控制钢板或纸张的厚度,检查金属内部的砂眼及裂缝;在农业方面,可以用放射线照射种子,使种子发生变异,培育出优良品种,促进农业增产。

02 放射线为什么能治疗肿瘤?

放射线主要通过两种方式杀伤肿瘤细胞。

直接作用

癌细胞受到电离辐射后,可直接损伤癌细胞的双链 DNA,使其细胞 DNA 无法复制,最终导致细胞死亡。

间接作用

放射线作用于癌细胞内的水分子,形成化学性质非常活泼的氧自由基，这些自由基对细胞损伤较大。因此，放射线通过间接与水分子相互作用，形成并释放出大量自由基，可以杀伤癌细胞。

03 什么是放射治疗？

肿瘤放射治疗是利用放射线治疗肿瘤的一种局部治疗方法。目前用于放射治疗的放射线包括放射性同位素产生的 α、β、γ 射线及各类 X 射线治疗机和加速器产生的 X 射线、电子线、质子束及其他粒子束等。大约 70% 的癌症患者在治疗癌症的过程中需要用放射治疗，约有 40% 的恶性肿瘤可以使用放射治疗进行根治。放射治疗在肿瘤治疗中的作用和地位日益突出，已成为治疗恶性肿瘤的主要手段之一。

04 放射治疗是如何起作用的？

放射治疗是通过利用高能放射线的电离辐射治疗肿瘤的，一般通过直接作用和间接作用两种方式共同作用于癌细胞，最终导致癌细胞的凋亡、坏死。放射辐射除对癌细胞有杀伤作用外，同时对癌细胞周围的正常组织、器官、细胞也会有相应的损伤。因此在放射治疗时，要非常注意保护正常组织，控制其对正常组织放射的剂量，以减少正常组织的电离损伤。

05 放射治疗是如何照射肿瘤的？

放射治疗主要有两种照射方式，即外照射和内照射。实行放疗的患者会受到一种以上的照射形式。

外照射

外照射，也称为远距离放疗，其原理是放射线从人体外一定距离的发放疗设备中照射出，穿过正常组织到达肿瘤。这种射线能量高、穿透力强，肿瘤能得到相对均匀的放疗剂量。外放射是目前放疗应用较多的一种方法。

内照射

内照射，也称为近距离放疗，其原理是将放射源直接放入肿瘤内部（粒子植入）或肿瘤邻近管腔（气管、食管、阴道等）进行放疗。内照射所用的放射源射线射程短、穿透力低。其优点是肿瘤可以得到较高的剂量，远处正常组织因受照射量低而得到保护；缺点是剂量分布复杂，容易造成高剂量点和低剂量点，需要更加精确的计算模型与计算方式来分布射线能量，并且有些治疗需要有创施行，因此需要较高的软、硬件医疗水平。目前应用最为广泛的便是妇科肿瘤的内照射治疗。

06 放射治疗在临床上的分类有哪些？

放射治疗在临床上分为根治性治疗、姑息性治疗、辅助性放疗。

根治性放疗

根治性放疗指以全部而永久地消灭恶性肿瘤的原发和转移病灶为目的而应用的放射治疗。放疗所给的肿瘤量需要达到根治剂量。对放射线敏感及中度敏感的肿瘤可以用放射治疗根治。在这类肿瘤的综合治疗方案中，放疗也起到主要作用。

· 姑息性放疗

姑息性放疗是指针对那些晚期肿瘤的复发和转移病灶，以达到改善症状目的而实行的放射治疗。有时将姑息性放疗称为减症放疗，用于止痛、止血、缓解压迫、促进溃疡性癌灶控制和改善生活质量等情况。

· 辅助性放疗

辅助性放疗是放疗作为综合治疗的一部分，应用放疗与手术或化疗综合治疗，提高患者的治疗效果。在手术或化疗前后，放疗可以缩小肿瘤或消除潜在的局部转移病灶，提高治愈率，减少复发和转移。

07 还在害怕放疗吗？七成肿瘤需要用到它

据统计表明，约 70% 的恶性肿瘤患者在疾病发展的不同阶段需要放疗控制，但是否采用放疗以及如何制定放疗方案，则应按照肿瘤的规范化治疗原则、肿瘤的发展期及患者的身体状况而定。

目前，凡是肿瘤专科医院均设有放疗科，因为放疗对于许多癌症确有一定的疗效，但并非所有的癌症都可以采用放疗。虽然癌细胞比正常组织对放射线敏感，但由于癌细胞来源于不同的组织或器官，所以它们对放射线的敏感也各有不同。

放疗可以根治肿瘤、降低肿瘤的局部复发率或缓解肿瘤压迫和转移导致的症状。根据肿瘤的放射敏感性，可将放射治疗的适应证分类如下。

· 放疗高度敏感的肿瘤

如恶性淋巴瘤、生殖细胞瘤、睾丸肿瘤、肾母细胞瘤、神经母细胞瘤、尤文氏肉瘤、小细胞肺瘤等。

放疗中度敏感的肿瘤

如头颈部鳞状细胞癌、食管鳞状细胞瘤、肺鳞状细胞瘤、子宫颈癌、子宫内膜癌、乳腺瘤、直肠癌、肝癌、皮肤癌、前列腺癌等。

放射低度敏感的肿瘤

如胃肠道的腺癌、胆囊癌、胰腺瘤、膀胱瘤及原始神经内分泌肿瘤等。

放射敏感性较差的肿瘤

如间叶组织来源的纤维肉瘤、脂肪肉瘤、横纹肌肉瘤、恶性纤维组织细胞瘤等。

08 你了解放射治疗的全流程吗?

为了保证精确及高质量的放疗,下面对放疗的一般工作流程进行简单介绍。

制定治疗方案

放疗前,医生根据每位患者的详细病史和体征、肿瘤病理诊断和性质、实验室和影像检查资料、全身情况等,进行多学科讨论,从而制定最适合的个体治疗方案,确定初步的放疗计划。

体位固定及模拟定位(影像资料的获取)

确定放疗方案后,由医生、物理师和定位技师根据患者的具体情况,选择和制作固定模具并进行放疗模拟扫描定位,以获取患者肿瘤位置及其周围器官组织详细的影像数据。

治疗靶区的勾画

由定位技师将图像导入方案系统，进行初步的影像数据处理，以保证图像高质量。影像数据处理后，由医生勾画放疗病灶靶区和需保护的重要器官组织轮廓图。

计划设计

放疗靶区和重要器官组织轮廓勾画完成后，由物理师根据医生的要求设计放疗方案。放疗方案设计完成后，要由医生和物理师进行评估并反复优化，直至达到最佳治疗效果和最低不良反应为止。

放疗计划验证

这是放疗前的最后一步准备工作，包括放疗中心位置验证（即复位）、射野验证和剂量验证。

放疗实施

放疗一般由 2 位技师共同完成。技师先在操作室核对治疗参数，然后在机房内进行摆位，最后在操作室评估患者（肿瘤中心）位置是否准确并操作治疗机完成治疗。

09 放射治疗的疗程一般多久？

放疗的疗程主要是根据所给剂量以及计划执行日程的分割方式所决定的，并无统一规则，但根据肿瘤性质和治疗目的，根治性放疗、术前放疗、术后放疗、姑息性放疗会有一定规律。

根治性放疗

根治性放疗是用放疗手段控制并根治肿瘤。肿瘤生长部位无法手术或不愿手术的患者，也可单独给予根治性放疗。根治性放疗的疗程一般需要 6~7 周的时间。

术前放疗

肿瘤较大或与周围脏器粘连无法手术的患者，术前先放疗一部分剂量，可以缩小肿瘤，从而利于进行手术。一般需要 3~4 周完成，放疗后休息 3~6 周再手术。

术后放疗

肿瘤生长在特殊部位或与周围脏器粘连无法完全切除的患者，由于这些残留肿瘤术后会复发和转移，所以应进行术后放疗以消灭残存癌细胞。其放疗时间根据残存肿瘤多少而定，如果残存肿瘤较多，肉眼能看到有肿瘤残留，几乎需要与根治性放疗同样的时间；如果残存肿瘤较少，只能在显微镜下看到有癌细胞残留，一般需要 2/3 的根治性放疗疗程即可，即 4~5 周。

姑息性放疗

患者因肿瘤生长引起痛苦，如骨转移疼痛、肿瘤堵塞或压迫气管引起呼吸困难，压迫静脉引起血液回流障碍致浮肿，脑内转移引起头疼，肿瘤侵犯压迫脊髓引起瘫痪危险等，给予放疗一定剂量可以缓解症状、减轻痛苦，称为姑息性放疗。其疗程根据肿瘤部位和目的而异，故放疗次数及疗程时间不等。

⑩ 放疗过程中患者需要注意哪些问题?

由于每位患者的放疗疗程周期不同,所以患者需要配合主管放疗医生、物理师及放射治疗师的工作。放疗过程中主要有以下 6 点需要注意。

(1)放疗过程中先询问医生是否需要忌口,宜多饮水,多食高维生素、高蛋白饮食,加强营养,注意休息。

(2)应保持照射区皮肤清洁,保护照射野标记线,稍有模糊时要找医生用专用标记笔重画,切勿自行勾画,尽量穿柔软光滑的宽松衣服。

(3)放疗过程中可能会出现放射反应如放射性皮炎,出现放射反应后应及时向主管医生询问是否需要用药缓解症状,大多数皮肤变化在放疗结束后会慢慢消失。

(4)放疗期间每周至少要请放疗主管医生全面检查一次,以便医生了解病情。

(5)放疗过程中应保持放松、减少压力,良好的心态更有助于放疗,从而达到更好的治疗效果。

(6)放疗结束后及时联系主管医生,询问下一步的治疗方案或预约复查时间。

⑪ 放疗和化疗到底有什么不一样?

放射治疗和化学治疗(简称"化疗")是肿瘤治疗中常见的两种治疗方式。放疗和化疗主要有以下 4 点不同。

· 治疗的方式、范围不同

放疗针对局部治疗，放疗前医生会对患者进行影像学检查，确定肿瘤位置并设定靶区，通过放射线对特定靶区照射，缩小癌细胞体积而达到杀死癌细胞的目的。

化疗适合全身性治疗，化疗药物通过口服或静脉、体腔给药进入身体后，随血液分布到身体各个部位，对全身发挥药效。

· 治疗的癌症类型不同

放疗适合局部的实质性癌及对放射线敏感度较高的癌症，如皮肤癌、肺癌和头颈部癌等。化疗更适合一些全身性肿瘤如淋巴瘤和血液肿瘤。对化疗药物敏感的癌症如乳腺癌、肺癌等也可以采用化疗手段。

· 治疗的时间不同

通常放疗为1个疗程（4~5周），每次治疗需几分钟或十几分钟就能达到很好的治疗效果，治疗期间不需要住院。化疗一般为多个疗程，治疗期间需要住院，每两个疗程之间隔3周，整个周期较长。

· 治疗的不良反应不同

放疗的不良反应相对较小，一般是局部反应，常见的有口干咽痛、皮肤红肿干燥及放射性食管炎，这些反应在放疗结束一段时间后会逐渐减轻或消失。化疗的不良反应较明显，呈全身性反应，如便秘、恶心、呕吐、腹泻，白细胞和血小板数目减少，部分患者可能会出现部分脏器损伤、脱发等。

⑫ 放疗都有哪些类型?

放疗是放射治疗的简称,俗称"照光",它是利用放射性同位素产生的 α、β、γ 放射线及各类 X 射线治疗机和加速器产生的不同能量的放射线,如电子线、质子射线、中子射线、负 π 介子射线和其他重离子射线等,治疗良、恶性肿瘤的一种方式。放疗有很多种分类方式。

·按射线源与人体的位置关系分类

按射线源与人体的位置关系,放疗可分为外照射和内照射。

外照射是放射源位于体外一定距离对人体进行照射,又称为远距离放疗,是临床最常用、最主要的放疗方式。其放射源可以是产生不同能量 X 线的 X 射线治疗机和加速器,也可以是产生电子束、质子束、中子束及其他重粒子束的各类加速器。

内照射,又称近距离放疗,即将放射源直接置于被照射的组织内或放入人体天然的腔内,如前列腺癌插植治疗和宫颈癌腔内治疗。其常用的放射源有 ^{60}Co(钴 –60)、^{137}Cs(铯 –137)、^{192}Ir(铱 –192)、^{125}I(碘 –125)。内照射的放射源活度一般较小,治疗距离短,在 5mm 至 5cm 之间,放射源周围组织剂量高,而远处正常组织剂量较低。

·按治疗精确度分类

按治疗精准度,放疗可分为常规放疗和精确放疗。

常规放疗是在 X 线模拟定位机的图像引导下,在皮肤表面标记出照射野,然后在放疗设备上调整到相同大小、形状的射野后进行照射,现已较少应用。

目前大部分医院都已经能够实现精确放疗,包括三维适形放射治疗、调强放射治疗、图像引导放射治疗、呼吸门控放射治疗、立体定向放射治疗等多种放疗技术，极大地提高了治疗精确性，减轻了放疗的不良反应。

按治疗目的分类

按治疗目的，放疗可分为根治性放疗、辅助性放疗和姑息性放疗。

根治性放疗是应用肿瘤致死量的射线剂量以达到全部消灭恶性肿瘤的目的。

辅助性放疗是与手术、化疗等其他治疗方法联合治疗肿瘤，放疗起协同治疗作用。

姑息放疗是放疗不能达到根治，在不增加不良反应的前提下缩小病灶、减轻痛苦、延长生命。

⑬ 常用的放疗设备有哪些?

目前先进的放疗设备包括常规直线加速器，螺旋断层放射治疗系统（TOMO），射波刀立体定向放疗机器人，质子、重离子治疗设备等。其中直线加速器为主流的放疗设备。

常规直线加速器

医用直线加速器是使电子加速产生高能电子线和 X 射线的一种治疗装置。近年来使用较多的是能够实现图像引导的加速器，在肿瘤治疗时，先用 KV 级或 MV 级 X 线扫描获得高分辨率病灶图像，同时进行误差靶区位置误差分析，然后再由加速器实时修正误差进行治疗。

螺旋断层放射治疗系统

螺旋断层放射治疗是医用直线加速器和螺旋 CT 的结合体，即将直线加速器高能 X 线球管结合在 CT 的滑环机架上，使用扇形 X 光束实施照射。TOMO 通过计算机断层图像引导，360° 聚焦旋转照射肿瘤靶区，真正实现高精度的靶区适形和剂量精确，在肿瘤达到高剂量照射的同时，最大限度地保护周围正常组织。螺旋断层治疗步进方式与螺旋 CT 一样，患者匀速纵向穿过机架孔时，辐射源和准直器绕患者不停旋转，在机架和治疗床的联动过程中进行螺旋断层式放射治疗。TOMO 每一次治疗都会用到几万个子束流，能量调制能力非常强，尤其在避开靶区附近的正常组织时能很好地维持靶区剂量的均匀性。

射波刀立体定向放疗机器人

射波刀的治疗原理是利用高能 X 射线，在球形立体空间中从多个角度聚焦照射肿瘤。射束聚焦于靶区几何中心形成陡峭的剂量梯度，而且能够更好地避开正常组织，从而达到良好的靶区适形度。射波刀治疗患者时，通过 5 种追踪方式（六维颅骨追踪、脊柱追踪、金标追踪、呼吸追踪、肺追踪）实时追踪靶区，并通过机械臂进行实时修正误差，使其综合误差小于 0.95mm，从而实现亚毫米级别的精准放射治疗。

⑭ 放疗技术有哪些?

放射治疗是恶性肿瘤治疗的三大手段之一。国内外资料统计显示，约 70% 的癌症患者在治疗过程中采用放射治疗。可见，放射治疗在肿瘤治疗中尤为重要。当前，以医用直线加速器为代表的放疗设备和技术发展迅速，三维适形放疗、调强放射治疗、图像引导放疗等已成为主流放疗手段。

· 三维适形放疗（3D-CRT）

3D-CRT 技术的射束截面形状用多叶准直器进行调节，将肿瘤靶区轮廓勾勒出，肿瘤被射线束精准覆盖，避免损伤其他重要器官，使高剂量区分布的形状在三维方向上与病变（靶区）一致，总体提升靶区剂量，以此提升肿瘤局部控制率。

· 调强放射治疗（IMRT）

IMRT 也属于三维适形放疗的一种。3D-CRT 技术仅做到了射野方向的剂量分布与靶区截面形状一致，而 IMRT 调强放疗技术通过控制 X 线束的强度和方向实现靶区体积内任一点的剂量与临床处方剂量要求一致，同时使靶区以外的组织剂量和受照体积减小到最小。

· 图像引导放射治疗（IGRT）

IGRT 可对呼吸运动、肿瘤位置、肿瘤大小的变化实现自动监测、验证和修正，其主要技术特点是将 KV 级或 MV 级影像系统与直线加速器集成一体。在肿瘤治疗时，先用 KV 级或 MV 级 X 射线扫描一周，在高分辨率的探测器上获得病灶图像，同时进行误差分析，然后再由加速器实时修正治疗参数进行治疗。

⑮ 什么是质子、重离子放疗技术?

放射治疗作为一种经典的肿瘤物理治疗手段，已有 100 多年的历史，目前最常见的放射治疗技术使用的是 X 线，而质子、重离子放疗的出现，使现代放射治疗又迈入了一个崭新的时代。

首先要了解什么是质子、重离子。质子是氢原子失去电子后带有正电荷的粒子。重离子是指碳、氖、硅等原子量较大的原子失去一个或几个电子后的粒子（放疗用的重离子一般指碳离子）。

实际上，质子、重离子治疗属于放疗手段，是两种治疗方法的合称，可分为质子治疗和重离子治疗。质子、重离子这些微小的带电粒子通过加速器加速后形成的粒子束，就是质子或重离子射线。质子或重离子在被特定的加速设备加速到约 0.7 倍光速后轰入人体，产生"布拉格峰效应"，可杀死肿瘤且对正常组织损伤非常小。相比于传统的放疗，质子、重离子治疗能够取得更好的治疗效果，而且在治疗过程中对人体组织的危害更小。

质子治疗的能级为 50~221MeV，主要是破坏癌细胞的 DNA 单链，细胞还有修复的可能性。

重离子治疗的能级高达 85~430MeV，主要是破坏 DNA 的双链，使癌细胞完全没有修复的可能性，达到彻底"杀死"癌细胞的目的。对于部分抗拒光子甚至质子射线的肿瘤有更好的疗效。

可以看出，重离子对癌细胞的杀伤力更强，治疗效果更好，因而重离子治疗的治疗费用也会比质子治疗昂贵一些。此外，与质子治疗相比，重离子治疗的次数较少、疗程较短，因此可以说，重离子射线是更加理想的放疗用射线。不过，在个体治疗过程中，射线类型的选择需视患者的病情而定。

⑯ 放疗中的辐射防护是什么？

看不见摸不着的辐射，与我们生活息息相关，却常常引起很多人恐慌。其实自然界中的一切物体，只要温度在绝对零度以上，都以电磁波和粒子的形式时刻不停地向外传送热量，这种传送能量的方式称为辐射。

辐射分为电离辐射和电磁辐射两种，它们的本质都是电磁波，区别在于频率和波长不同。对人类伤害较大的是电离辐射，它能够引发被辐射物的电离反应，进而破坏被辐射物的分子结构。放疗产生的射线就是电离辐射，而在放疗中最需要注意辐射防护的是粒子植入治疗。

粒子植入治疗是通过影像学引导技术（超声、CT、MRI 等）将密封放射性粒子源放入肿瘤内部或肿瘤周围，通过放射性核素持续释放放射性射线对肿瘤细胞进行杀伤，达到治疗肿瘤的目的。临床常用的放射性粒子为碘 –125、钯 –103 粒子，尤其以碘 –125 更为常见。碘 –125 粒子是一种持续低剂量率释放低能射线、射程短、方便防护的核素。

放疗防护的基本原则是距离、屏蔽及时间防护。对于粒子植入后的患者，应注意以下几点。

（1）出院后，患者最好与家属分床休息，床间距应大于 1 米。

（2）患者不能长时间抱孩子和近距离接触孕妇。如果没有穿铅衣，建议与家人保持一定距离（大于 1 米即可达到防护要求），6 个月后无须防护。如果患者已经穿戴铅衣，家属与患者长时间、近距离接触时也是安全的。

（3）术后半年内，患者应穿戴好铅防护衣后再去人员聚集的公共场所（如商场、剧院等）。

（4）患者如果没有穿铅衣，建议尽量缩短跟其他人接触的时间。如果需长时间交流，建议穿铅衣，这样可以起到对其他人的保护。

（5）当患者或家庭成员发现有粒子源排出，不要用手拿，应用勺子或镊子取出，放在预先准备好的容器中（医护人员事先给予指导）。该容器应返还给负责治疗的放射治疗医生。

17 手术前放射治疗有什么作用?

患者因肿瘤体积太大或靠近重要血管等解剖结构,直接手术不能彻底切除时,外科医生往往会建议行术前放疗,即所谓的新辅助放疗。术前放疗具有以下优点。

(1)对于可手术切除的肿瘤,术前放疗可以使肿瘤缩小,降低手术难度,尽可能地保护周围的正常组织,从而尽量保存功能。

(2)对一些局部肿瘤较大、外侵明显或淋巴结转移较多的患者,单纯手术后局部复发率较高,术前放疗可以降低局部复发率,进而减少远处转移率,提高生存率。

(3)术前放疗还可以降低癌细胞活性,同时使肿瘤血管坏死、闭塞,减少手术造成的远端转移概率。

18 手术后放射治疗有什么作用?

很多患者手术后仍需要放疗,其原因主要有以下几点。

预防肿瘤复发

恶性肿瘤的生物学行为往往呈浸润性生长,除肉眼可见的大体肿瘤之外常有一些需要借助显微镜才能发现的亚临床病变,这些病灶手术有时仅靠肉眼是无法将其切除干净的,容易随血液、淋巴液回流形成转移。另外,还有一些肿瘤细胞在手术中会黏附在医生的手套或手术器械上,继而种植到手术的创面或切口上,为日后的复发埋下伏笔。术后放疗可以消除这些显微病变,减少以后的复发概率。

· 根治肿瘤

部分对放射线高度敏感的肿瘤如鼻咽癌、视网膜母细胞瘤、无性细胞瘤、睾丸精原细胞瘤等，结合化疗可取得与手术相同的效果，同时避免了手术的破坏性。

· 联合手术最大限度地保留器官

为提高患者的生活质量，目前一些肿瘤的治疗理念是"小手术、大放疗"，以保留患病器官的功能，如乳腺癌选用肿瘤局部扩大切除而保留乳房的手术，绝大多数的骨肉瘤患者不需选用截肢术而保留肢体等，均可术后进行预防性放疗。

⑲ 放射治疗联合化疗有什么作用?

仅有早期肿瘤，行单纯手术切除即可达到根治的目的，但大部分肿瘤就诊时就已处于局部晚期或晚期，往往需要联合治疗，如放疗联合化疗。放疗是利用放射线抑制或杀灭肿瘤细胞，达到局部治疗的目的。化疗则是通过化学药物，用于巩固治疗、预防复发，杀灭潜在的癌细胞，属于全身性的治疗。二者联合的目的在于既提高局部控制率，又降低转移率（或延迟转移和复发）。放疗与化疗的联合方式一般有 3 种。

· 放疗前化疗

缩小照射靶区，减少周围正常组织的剂量，减少损伤。

· 放疗、化疗同时进行

放疗主要杀伤癌细胞核糖体合成期、细胞分裂期（M 期）、RNA 和蛋白质合成期，对 DNA 合成期（S 期）作用较小，而化疗主要作用于 DNA 合成。因此，对化疗抵抗患者，放疗可以起补充杀灭作用。同时，化疗也能提高肿瘤细胞的放射敏感性，尤其是对不可手术的局部晚期的食管癌或肺癌，同步放疗、化疗仍然是标准的治疗方案。

· 放疗结束后化疗

化疗往往起到巩固治疗的作用，可延缓局部复发与转移的时间。

⑳ 放射治疗与靶向治疗联合有什么作用？

在抗肿瘤治疗逐渐进入靶向治疗的时代，放射治疗迎来了新的治疗契机。放射治疗与靶向药物作用的分子调节机制之间存在广泛的交互作用。肿瘤组织有着丰富的血供，靶向药物往往通过影响肿瘤血管活性来提高放疗的疗效。放疗能调节肿瘤分子表型，增强抗原递呈和肿瘤免疫原性，从而改变肿瘤微环境，增强机体杀伤肿瘤的能力。相比单独使用放射治疗或靶向治疗，二者联合可以引发更有效的抗肿瘤反应，达到放疗增敏，更大限度地抑制肿瘤生长和微血管密度。

目前，关于抗血管生成治疗导致放疗增敏的研究较多，主要是控制因肿瘤微环境缺氧而使血管异常增多，通过缓解肿瘤缺氧状态，抗血管生长药物使血管正常化，再氧化提高放疗敏感性。放疗后肿瘤细胞分泌的促血管生长因子减少，可促进内皮细胞凋亡。对于驱动基因阳性的有症状的脑转移患者，目前放疗与靶向治疗的顺序仍有争议。在精准治疗时代，需要区分从联合治疗获益的脑转移群体，根据患者临床症状、分子状态、组织学和卡诺夫斯凯计分（KPS 评分）、脑转移个数等确定治疗策略。

㉑ 放射治疗与免疫治疗联合有什么作用?

每个健康的人自身机体都存在着一层保护屏障,即人体自身免疫系统。正因为这层保护屏障的存在,对于环境中出现的有害病原体,自身免疫系统都能自发地进行清除,使人体不受侵害,维持体内环境稳定。肿瘤的发生、发展与人体的细胞免疫密切相关。

早在 1953 年,学者 Mole 教授提出"远隔效应"来描述放疗对照射野外病灶的杀伤作用,即放疗实施后不仅照射病灶得到了控制,未照射病灶也得到了控制。其背后的机制可能是放射线将肿瘤细胞杀死,释放肿瘤相关抗原,类似于"肿瘤原位疫苗"的作用,从而激活全身的免疫原性,产生放疗"远隔效应"。

现今,免疫治疗为肿瘤治疗带来了大变革。当肿瘤组织中的 T 细胞浸润减少时,肿瘤往往会对免疫治疗不敏感,这些肿瘤被称为"冷"肿瘤。而放疗除了具有良好的肿瘤杀伤作用外,还可以激活宿主免疫系统,如调节肿瘤表型、增强抗原呈递和肿瘤免疫原性、增加肿瘤微环境中的 T 细胞浸润并扩增具有抗肿瘤能力的效应 T 细胞,从而与联合免疫治疗发挥协同作用,杀死肿瘤。不管是从时间、空间还是生物学的角度思考,放疗和免疫治疗的联合模式是值得进一步探索的研究方向。并且 PACIFIC 研究、PEMBRO-RT 研究已经证实放疗和免疫治疗的联合可以产生 $1+1 \geq 2$ 的协同作用。放疗和免疫治疗联合未来可期,也期待利用放射免疫能造福更多的癌症患者。

㉒ 放射治疗与热疗联合有什么作用？

热疗是指利用加热及通过提高全身或局部肿瘤组织的温度产生的二次效应来治疗恶性肿瘤的方法，常与化疗和放疗结合用于癌症治疗，同时免疫治疗和热疗也开辟了新领域。热疗可增加肿瘤细胞对放疗的敏感性。由于缺氧与放疗的抵抗性有关，所以改善肿瘤组织缺氧环境可导致肿瘤放疗敏感性增加。热疗通过增加血流量来重新氧化缺氧的肿瘤细胞，使肿瘤细胞在放疗过程中失去缺氧环境的保护。当然，只有适当的温度才能改善肿瘤的氧合和血管灌注，从而增加放疗的敏感性。相反，过高的温度会降低血液灌注，损伤血管，加重细胞缺氧，使放疗敏感性降低。另外，肿瘤细胞对放疗的敏感性受其细胞周期阶段的影响，如 G_0 和 S 期肿瘤细胞对放疗损伤不太敏感，但对高热更敏感。同时，放疗可以降低肿瘤细胞的热耐受性，提高热疗的疗效。

㉓ 热疗为什么可以治疗肿瘤？

热疗是一种根据肿瘤组织和正常组织对热的不同反应，通过加热病变部位来治疗肿瘤的方法。肿瘤内的血管与正常组织内的血管不同。正常的血管系统是由小动脉、毛细血管和静脉组成的网络。相比之下，肿瘤血管是一个聚集混乱的毛细血管网络。这种血管网络异常可导致肿瘤内部缺氧环境。而在高于 42℃ 的温度下，肿瘤血管系统会因通透性增加而直接受损，从而抑制肿瘤的生长和增殖。此外，当温度超过 37℃ 时，细胞膜流动性会增加，并影响其渗透性，这可以破坏肿瘤细胞的运动和肿瘤细胞内的信号转导，进一步抑制肿瘤的生长和转移。

目前，热疗已在临床上得到了广泛应用，但如何达到更合适的靶区温度、更准确的靶区位置和最佳的治疗策略仍然是一个巨大的挑战。

㉔ 热疗分为哪些作用方式?

热疗按实施方式主要分为 3 类，即局部热疗、区域热疗和全身热疗。局部热疗可提高局部肿瘤的温度，常用于皮肤或自然体表肿瘤，如颈部淋巴结转移性肿瘤和皮肤肿瘤。区域热疗是通过用加热的液体增加器官或四肢的灌注实现的，如腹腔内热疗常与化疗或射频联合治疗深部肿瘤。全身热疗主要用于治疗全身多发的转移性肿瘤。

另外，热疗还可以根据加热介质的不同分为微波热疗、红外线热疗、磁热疗和光热疗等。

㉕ 目前常用的热疗手段是什么?

热疗可将组织温度升高至 40~45℃，持续时间长达 60 分钟（一般不超过 60 分钟）。其治疗效果取决于温度和加热持续时间。热疗是放射治疗增加敏感性的最有效手段之一。临床上使用的加热技术有电磁、超声波、热灌注和传导加热。

电磁加热技术是使用一个或多个天线产生的电磁场来引起加热的。超声波加热采用 0.5~10MHz 频率的声能加热组织，可用于诱导热疗或热消融。热灌注加热技术适用于选定的解剖部位，通常与化疗相结合，一种方法是将加热的灌注液直接注入血管系统，另一种方法是体腔内（如胸腹腔）循环与化学药物组合的高温载体溶液，以向体腔表面的肿瘤提供加热和药物传递。传导加热是最早应用于临床的热疗技术，曾被古希腊人和埃及人用于治疗浅表恶性肿瘤，但现在传导加热技术应用较少，因为与其他加热技术相比优势不明显。

##㉖ 热疗和放疗如何配合实施？

从细胞周期的角度来说，放疗对周期处于细胞分裂期（M 期）的细胞最敏感，对 DNA 合成期（S 期）不敏感，而热疗对周期处于 S 期的细胞最为敏感。由于热疗能使肿瘤及其近处的血流量增多，放疗能使肿瘤对热疗的耐受性降低，所以热疗能与放疗较好地配合。热疗的疗效取决于机体升高的温度和时间，肿瘤细胞的温度越高则其被杀死的时间越短。热疗最注重的是温度的控制，杀灭肿瘤细胞的最低温度为 43℃。一般来说，热疗的时间不应超过 1 小时，因为当进行热疗后，后续热疗时会产生热耐受，而且热耐受一般可持续 1 天半至 3 天，会影响热疗的疗效。临床上，每周最多实施两次热疗，且两次热疗的间隔时间约为 72 小时。当热疗与放疗联合治疗时，在放疗 1 小时之内进行热疗效果最佳。

㉗ 放疗联合热疗的患者，在热疗前后应注意什么？

一般用于联合放疗的热疗手段多采用超声波热疗，若患者不熟悉这种治疗措施，可能会有疑虑和恐惧。在治疗前，患者可以要求主管医生详细介绍热疗的方法、目的、不良反应及需要配合治疗的注意事项，从而减轻顾虑和恐惧。

由于超声波热疗的时间较长（约 1 小时），并且在热疗时，患者需要长时间保持同一体位，所以患者应与主管医生一起，根据肿瘤部位和自我舒适度讨论选择合适的体位，以达到顺利完成热疗的目的。热疗联合放疗的患者，可能有不同程度的反应，若出现局部烫伤，则要保持创面清洁，积极配合主管医生治疗。同时，热疗后患者应多饮水、加强营养，当出汗较多以至于出现虚脱时，可暂停放疗，先行补液治疗。

第二章
放射治疗前的准备

01. 放射治疗前的常规检查有哪些?

02. 放射治疗前一定要行肿瘤穿刺检查吗?

03. 病理检查为什么重要?

04. 放射治疗前为什么要体位固定?

05. 体位固定有哪些方式?

......

01 放射治疗前的常规检查有哪些?

一般来说,若患者进入放射治疗阶段,则表明前期的诊断流程已经完成,也意味着患者基本完成了肿瘤相关的各项检查。但在放疗前,患者仍需进行一些相应的检查。

首先,放疗科医生会评估患者的一般体力状况,采用不同的评分体系(不同的评分体系没有本质上的区别)对患者当前的一般状况进行评分,初步评估患者是否能承受放疗的不良反应。

其次,放疗科医生会让患者进行血、尿、便常规和肝肾功能检验,因为放疗和其他治疗(如化疗、靶向治疗和免疫治疗)所带来的不良反应常常包括这几个方面的影响。放疗前的检验结果应留存,用于预测患者对放疗和其他治疗的承受能力,并动态观察患者在治疗期间的不良反应,从而及时调整治疗策略。

最后,患者应行影像学检查,以便于与放疗结束后复查的影像学检查进行对比,评估放疗的疗效。

02 放射治疗前一定要行肿瘤穿刺检查吗?

不一定。穿刺是获取肿瘤病理学依据的一种常用手段,目的是找出肿瘤的性质,便于后续的治疗。但获取肿瘤的病理有多种方式,如切除活检、细胞刷检、体液(痰液、血液、尿液、胸水、腹水等)活检和外科手术病理。此外,少数肿瘤通过实验室检查、影像学检查及体格检查也能进行临床确诊,并不是一定要进行病理检查的。因此,不同的肿瘤,取得病理的方式不一样,而且不一定非要有病理不可,还是要根据肿瘤科医生的建议认真对待。

03 病理检查为什么重要?

随着医学及其他相关自然科学的发展,肿瘤的检验、检查手段也越来越丰富。这给肿瘤的早期发现、早期诊断带来很大的便利。但迄今为止,肿瘤诊断的金标准仍是病理检查,也就是找到具有诊断价值的肿瘤细胞,从而明确是哪种肿瘤,这样才能对症下药、有效治疗。

04 放射治疗前为什么要体位固定?

放射治疗就是使用放射线对肿瘤进行杀伤的治疗方法。在进行整个放疗过程中,减少患者的不自主运动、保证首次模拟定位时体位的可重复性和精准性是放疗准确实施的关键步骤之一。如果在放疗中不进行患者体位固定,就意味着患者的体位能随意变化,这必然会引起肿瘤的位置变化,导致放射线不能准确到达肿瘤部位。这就像是打靶时靶子在动,而打靶的枪固定不动,结果必然是打不准的。最终,这会引起肿瘤治疗的疗效显著下降。

05 体位固定有哪些方式?

临床常用的体位固定方式主要有负压真空垫和热塑膜,二者都能对患者进行较为稳定的体位固定。在实际使用中,负压真空垫与热塑膜在体位固定时,都存在着轻度的摆位误差。相对而言,热塑膜的体位固定更为精确。但对于一些较为肥胖或体型较大或放疗体位较特殊的患者，热塑膜难以进行固定时，采用负压真空垫也是一种较好的方法。

06 放射治疗前为什么要进行模拟定位？

模拟定位是利用影像学扫描技术、激光定位标记技术、影像重建处理技术和放疗计划设计相结合的定位手段，目的是增加放疗实施的精准度。放疗的精准度是确保放疗疗效的核心要素。首先，要知道肿瘤具体处于身体的哪个部位，也就是要掌握靶子在哪儿，明确打靶的方向。其次，要了解肿瘤周围有哪些重要器官，以避免或减少放射治疗时对这些器官的损伤。最后，要考虑患者放疗时适用哪种体位，以兼顾患者舒适性和放疗的要求。通过模拟定位，对上述情况进行影像学扫描后，才能做出相似的模拟放疗计划。

07 模拟定位有哪些方式？

早期的模拟定位主要是通过普通 X 线实施，采用类似于胸透的设备进行。随着 CT 成像技术及计算机技术的发展，CT 模拟由此产生。经过多年的发展，CT 模拟定位系统越来越成熟，成为现代放疗不可缺少的重要设备，也是目前放疗定位的主流手段。与常规 X 线模拟定位机比较，CT 模拟定位更适用于三维适形调强放疗。常规模拟定位是利用专用模拟定位机来实现的，主要依据透视影像中的骨性标识，是一种二维平面定位技术。CT 模拟定位则是三维立体成像，可提供更多横断面内的解剖结构细节，极大地改善了放射治疗计划设计靶区定位的精准度。CT 模拟定位系统更适用于形状复杂或与重要器官邻近的肿瘤，需要多野照射或旋转照射剂量照射、剂量曲线复杂的肿瘤定位。CT 模拟定位还可以清楚看到肿瘤以及肿瘤周边的情况，其定位影像可以传输到三维治疗计划系统，进行治疗计划设计。精确计算靶区和正常器官的放射剂量，既可有效消灭肿瘤，又可妥善保护正常组织和器官，为提高肿瘤患者生存质量提供基础保证。另外，放疗专用的 MRI 模拟定位机逐渐在大型肿瘤中心出现，其兼具 CT 模拟定位的一些优点，主要适用于对 CT 成像技术显示病灶或正常器官、组织不够清晰的肿瘤患者。

08 CT 模拟定位与普通 CT 检查有什么不同？

没有本质的不同。因为对患者而言，二者其实都是影像学检查，只是在做 CT 模拟定位时，大多数患者可能需要使用固定装置，如热塑膜或负压真空垫。但对临床医生而言，这两大影像学检查的目的是不同的，前者用于放射治疗，后者用于放射诊断。并且，二者的影像传输系统也是不同的。

09 磁共振模拟定位有哪些优势？

磁共振模拟定位的优势，其实主要是相对于 CT 模拟定位而言的。第一，磁共振比较环保，因为它不是利用射线，而是利用磁场进行检查。第二，磁共振对软组织的分辨率高，有独特的优势。第三，磁共振对骨关节的病变比 CT 显示更准确，优势也较明显，甚至可以显示韧带结构。当然，磁共振也存在一些不足，如患者体内有金属植入物时，不能进行磁共振模拟定位，只能改用 CT 模拟定位。

⑩ 在放射治疗定位时，患者需要做哪些准备？

定位前，患者要向主管医生详细了解模拟定位的目的、意义，以及不同病变部位定位之前需要做的准备。

（1）如果患者因手术后导致身体残缺或化疗后形象发生变化，不愿意暴露身体，可以要求进行适当遮盖，尽量保持良好的心态，配合摆放体位。

（2）在制作定位模具或负压真空垫时，若室温过低，患者感到寒冷不适，可向制模室提出。

（3）由于固定体位的热塑膜要在 70~80℃的水中加热后才能使用，所以患者及制模室人员都要注意防止烫伤。

（4）注射造影剂后，如出现血管胀痛、全身发热属于正常现象，如出现静脉渗漏，应立即告知技术人员停止注射，必要时更换注射部位。

（5）扫描结束后，如有恶心、呕吐、胸闷等症状时，要立即报告医生，寻求医学帮助。

⑪ 为什么在放射治疗 CT 模拟定位时要注射造影剂？

CT 造影剂对检查部位起显影增强作用。静脉注射造影剂后，造影剂会随血液循环，在特定的时间段进行 CT 扫描可使病灶成像更清晰，有利于医生准确勾画靶区和周围正常器官。目前在注射造影剂前，一般采用预埋留置针方法，这样可以冲洗导管，从而避免注射剂残留在血管壁，降低因注射剂残留引发静脉炎的风险，并且方便观察回血情况，尽早判断患者的穿刺情况。另外，由于预埋留置针受患者自身状况影响很小，所以方便选择血管，可大大提高穿刺成功率。

⑫ 注射造影剂会有哪些常见不良反应?

CT 造影剂一般都含碘，具有一定的不良反应，如胃肠反应（呕吐）、荨麻疹、过敏性休克甚至死亡等。一般来说，医护人员在给患者注射造影剂前都会行碘造影剂过敏试验。另外，造影剂渗透压较高，少部分患者会出现局部血管渗漏，造成局部肿胀、疼痛、水疱形成甚至坏死。虽然外渗的发生率相对较高，但在大多数情况下，其病变是自限性的，会在治疗后消退。预防是降低造影剂外渗和并发症的唯一途径。作为一个已经使用了几十年的药物，CT 造影剂的临床使用是安全的，发生严重不良反应的情况很罕见。在 CT 模拟扫描结束后，患者要休息观察半小时，以便及时发现不良反应并尽快处理。在拔除留置针后，患者要按压穿刺部位，防止出血，同时要多饮水，使造影剂经小便尽快排出体外。

⑬ 在定位后等待放射治疗期间需要注意哪些问题?

（1）要保持良好的心态，可以通过与放疗医生交流及查阅文献来增加对放疗的了解，减少因陌生带来的恐惧感。

（2）向放疗医生了解放疗的目的和相关不良反应，并按要求签署放疗知情同意书。

（3）保持良好的生活和作息习惯，迎接放疗的到来。

（4）注意定位时在患者身上做出的标记（线或点）绝对不能擦掉，每日要检查（自行检查或请人检查），如标记线或标记点变淡，应请主管医生再次描绘，不能自行涂改。

第三章
放射治疗的注意事项

01. 放射治疗过程中需要注意哪些问题？

02. 放射治疗过程中有哪些常见不良反应？

03. 放射治疗过程中饮食应注意哪些问题？

04. 放射治疗期间如何补充营养？

05. 放射治疗期间如何应对失眠？

......

01 放射治疗过程中需要注意哪些问题?

首先,应保持照射野内皮肤清洁,避免日晒、摩擦或机械性创伤,不滥用酸性、碱性、碘酒、油膏等药品,发现照射野内皮肤溃破时及时报告主管医生。CT 或 MRI 模拟定位后,身上会有照射野标记(点或线),保证标记必须清晰可见;每日可用水清洗皮肤,严禁用香皂类洗剂清洗,以防标记线被洗掉,稍有模糊时要找医生用专用皮肤记号笔加深,千万不要自行涂改,以免影响治疗的准确性。

其次,放疗期间应注意营养管理。治疗期间可能会因为放疗或化疗等不良反应,导致食欲下降,出现营养不良,营养风险筛查(NRS)评分 ≥ 3 分的患者需要营养干预。因此,放疗期间的饮食以优质蛋白为主,忌食辛辣刺激及坚硬食物,多吃新鲜蔬菜、水果,多饮水,并配合适量锻炼,保证充足的睡眠。若患者年龄较大,放疗前可提前训练患者静卧及平稳呼吸的协调性,以缓解因放疗带来的紧张情绪。

02 放射治疗过程中有哪些常见不良反应?

由于放疗起效时间较化疗缓慢,属于"慢热"的过程,所以一般患者都能顺利完成整个放疗,一些体质很差的患者,即使已不能接受手术或化疗,也可完成放疗。放疗过程中患者的全身反应一般比较轻微。但对于骨转移患者,放疗初期可能会出现"疼痛闪耀"现象,使疼痛加重,这与组织水肿压迫有关。脑转移患者放疗初期可能会出现脑水肿加重,需要加强脱水治疗,因此放疗前需及时与主管医生沟通。

由于每位患者的放疗部位及体积剂量不同,并且有体质差异,所以对治疗反应也不尽相同。少数患者表现为稍有乏力、食欲下降或有恶心感；也有少部分患者可出现白细胞、红细胞或血小板下降，这类患者往往是因为之前接受过化疗或实行同步放化疗后产生骨髓抑制，或大面积放疗（尤其是骨盆）所致，一般对症处理后1~2周会恢复，单纯局部、小面积的放疗无明显的白细胞下降。

　　局部放射反应程度与受照面积大小、剂量高低和组织器官有无其他病变有关。一般颅脑放疗患者，在头部放疗后，可能出现头皮针刺样不适感、毛发脱落，但治疗结束后，头发一般会很快生长出来；在面颈部分照射后，尤其是鼻咽癌患者放疗期间且黏膜反应较重者，需进行药物干预；胸部肿瘤放疗期间可能会出现吞咽时疼痛（放射性食管炎较多见），一般能耐受，可继续照射，若放疗后期症状加重，则应及时告知主管医生，可使用激素、黏膜修复剂等减轻症状，照射结束后疼痛感会逐渐消失；腹部放疗期间可能会出现腹泻（放射性肠炎），一般对症处理后可好转。

03 放射治疗过程中饮食应注意哪些问题？

　　通常患者对放疗期间的饮食尤为关注，如什么不能吃、该怎么吃都是大家关心的问题。

　　头颈部及胸部肿瘤放疗患者，往往会产生严重的放射性口腔黏膜炎及放射性食管炎，是放疗期间较为常见的并发症。如果患者出现口腔、牙龈、进食胸骨后疼痛，应该先排除牙科疾病或心源性引起的原因，可予消炎、镇痛药物治疗，并注意避免进食辛辣刺激性食物和认真护理口腔（如碳酸氢钠漱口）。饮食方面，可选择质软、少咀嚼、易吞咽的食物，如牛奶、香蕉、桃、梨、西瓜等水果及土豆泥、炒蛋、粥、肉酱、蔬菜汁等；避免进食刺激性食物，如猕猴桃、橙汁、葡萄汁、橘子汁、香料和腌制食物，以及糕饼、烤肉等粗糙、干硬的食物；食物应煮烂、切碎，以便于吞咽，或用榨汁机、搅拌机处理食物；饮用饮料时可用吸管；待食物变凉或降至室温后再食用，以免烫伤口咽部。患者若出现吞咽食物困难，可选择稀饭、面条等半流质饮食；出现胸骨后烧灼样疼痛（俗称烧心），进食后可以直坐或站立 1 小时左右，这样有利于食物进入小肠，也可睡前垫高枕头；出现口腔、牙龈疼痛，可要求医生开漱口药水替代刷牙，因为饭后漱口可以清除口腔中的食物残渣，促进伤口早日愈合。

值得注意的是，部分患者因轻信一些谣言，如吃鸡肉、牛肉等会引起肿瘤扩散而有很多忌口。事实上，肿瘤的扩散与否，与肿瘤细胞的内在因素和外部环境有关，患者只有补充优质蛋白、增强自身体质、提高免疫功能和造血功能，才能对抗肿瘤，起到良好的辅助作用。良好的治疗方案配合均衡的膳食，才能帮助患者早日康复。

04 放射治疗期间如何补充营养？

患者在放疗期间往往会出现食欲下降及胃部不适感，因而建议在保证主食的同时适量增加富含蛋白质和维生素的食物，选用吸收率、生物利用率高的优质蛋白，以及含铁、叶酸充足的食物，如奶类、鱼类、蛋类、鸡、鸭、肉类、动物内脏、动物血、豆类制品及绿叶蔬菜等，以保证造血原料供应充足。其中豆类食物中所含的外源凝集素对白细胞下降有较好的治疗效果；植物性食物富含各种维生素，可减轻症状、改善白细胞下降；炖乌鸡及花生、红枣等干果有较好的补血作用。

对于正常进食不能满足营养需要的患者，可使用营养补充剂（如肠内营养制剂、复合维生素等）。对于吞咽困难及疼痛的患者，可以吃流食或半流食，如牛奶、酸奶、面条、鸡蛋羹、肉粥、米糊、果汁和菜泥等，并避免过冷、过热及酸辣刺激食物。对于肠道放疗患者，尽量避免吃油腻及刺激性食物。

患者在放疗期间往往还会出现腹胀、便秘等，故应选用高纤维素饮食，如燕麦粥、荞麦粥、全麦面粉、红薯、带皮水果（香蕉、梨）、新鲜蔬菜（芹菜、油菜、豆芽）等。便秘患者可适当进食一些产气食物，如洋葱、萝卜、蒜苗等，以促进肠蠕动，有利于排便；也可适当服用有润滑肠道作用的食物，如芝麻、蜂蜜、核桃等；每天清晨服用温开水、淡盐水、菜汁、豆浆、果汁等。

此外，在放疗过程中，患者还需要尽量保证规律的作息时间，保持乐观积极的心态，保证充足的睡眠，避免疲劳和情绪过度波动。

05 放射治疗期间如何应对失眠？

睡眠是人的基本生理需要，良好的睡眠在疾病治疗和康复过程中具有重要的作用。患者在放疗期间大多会出现不同程度的失眠，这与疾病因素（肿瘤放疗引起的疼痛、恶心、呕吐等不良反应，活动受限，白天睡眠增加）、环境因素（噪音、灯光、床铺等）、心理社会因素（对癌症的恐惧、对预后及治疗费用的担忧和焦虑、对陌生环境的不适应）等因素均有关系。

面对失眠，首先要了解引起失眠的原因，从而对症下药。疼痛是肿瘤放疗患者最难控制的症状之一，可导致生物钟错乱、缺乏适当活动等。目前药物是控制疼痛的主要手段，在放疗期间出现疼痛引起的失眠时，应积极向医务人员寻求帮助，及时控制。合理使用止痛药物不仅不会成瘾，还能增进睡眠，提高患者的生活质量。此外，还应养成良好的生活和睡眠习惯，创造舒适的睡眠环境和条件，保持卧室空气新鲜、温湿度适宜，白天适当增加活动和运动，减少日间卧床睡眠时间，睡前取舒适的卧位，通过和家人、病友及医务人员的交谈倾诉减轻自我心理压力。

对于失眠严重者，可以寻求心理医生的帮助，适当使用助眠药物，以保证每日必需的睡眠时间。

06 放射治疗结束后需要注意哪些问题?

（1）照射野区皮肤护理：在放疗结束后的恢复期，照射野内皮肤反应程度最重。如果护理和保护不当，可造成局部破溃、感染；晚期皮肤损伤可出现色素沉着、萎缩，甚至皮肤和肌肉纤维化。因此，放疗结束后对皮肤进行护理很有必要，如保持照射野清洁，但不使用冷（烫）水及沐浴露等刺激性洗剂清洗皮肤；对局部瘙痒部位，避免用坚硬的指甲摩擦；衣服宜宽松柔软，避免摩擦皮肤；避免对照射野内皮肤擦拭化妆品、药膏等；若出现皮肤溃烂、流脓等，避免擅自使用药物，建议及时与放疗科医生联系，必要时到皮肤科就诊；放疗结束后，尽量避免接受照射野内皮肤在阳光下暴晒。

（2）饮食调整：放疗后由于口腔黏膜及消化道黏膜反应较重，所以饮食上应避免辛辣刺激食物，仍以清淡、优质蛋白的软食为主，并注意营养均衡。体重是较方便的观察指标，如果食欲增加，体重回升，常常意味着身体全面恢复。此时，可以调整饮食结构，逐渐减少蛋白质和热量的比例，转换为正常均衡饮食。

（3）积极处理放疗恢复期的常见不良反应：①放射性肺炎：在胸部肿瘤治疗中，放疗后1~3个月往往为放射性肺炎的高发期，若患者出现发热，伴有明显胸闷、气急、咳嗽、咳痰等症状，消炎药治疗后效果不佳时，应及时联系主管医生，必要时行胸部CT检查，了解有无放射性肺炎。②放射性肠炎：腹部、盆腔放疗后可能会引发放射性肠炎，尤以子宫颈癌患者最为常见。有些患者在放疗后2~18个月内会出现肠黏膜损伤，表现为腹痛、腹泻、便血、里急后重感，病程较长者还可能出现缺铁性贫血，故必要时进行肠镜检查，给予相应中西医药物处理及饮食调整。

（4）恢复期可考虑中药调理，以提高机体免疫功能，扶正祛邪。

（5）进行适量锻炼，提高机体免疫功能。

（6）定期复查，通常 1 年之内每 3 个月复查 1 次，第 2 年可以 3~6 个月复查 1 次（具体应咨询主管医生）。

第四章
头颈部肿瘤的放疗

01. 哪些头颈部恶性肿瘤需要放疗？

02. 鼻咽癌患者可以只做放疗吗？

03. 可以通过放疗联合抗 EB 病毒治疗鼻咽癌吗？

04. 治疗头颈部肿瘤，放疗和手术哪个效果更好？

05. 哪种放疗方案更适合头颈部恶性肿瘤患者？

......

01 哪些头颈部恶性肿瘤需要放疗?

头颈部恶性肿瘤按解剖部位分为鼻咽癌、口咽癌、下咽癌、喉癌、颈段食管癌、口腔癌、鼻腔副鼻窦癌、涎腺癌,每个解剖部位又有亚解剖结构。

由于鼻咽癌位于头颅中心,并对放疗敏感,因此放疗是鼻咽癌的首选治疗手段。口咽癌大多数是低分化鳞状细胞癌,对放疗也较敏感,同时由于手术对口咽癌创伤较大,所以口咽癌也可以先接受放疗。对于下咽癌和喉癌,手术会影响喉部发音功能,故早期病变可以选择根治性放疗,手术作为挽救性治疗;晚期病变可以选择诱导化疗,再根据化疗疗效选择下一步治疗,如患者病变缩小明显,则可接受同步放化疗,如病灶退缩不理想,则可先行手术,再接受术后辅助性放疗,如患者对发音功能要求高,拒绝手术,则可以先做同步放化疗,手术作为挽救性治疗。颈段食管癌由于手术难度大,所以可以选择根治性放疗。口腔癌多为高中分化鳞状细胞癌,并且放疗急性反应较重,故一般首选手术治疗,放疗作为补充治疗。鼻腔副鼻窦癌多采用手术和放疗综合治疗,可以先手术后放疗,也可以先放疗后手术。涎腺癌治疗多采用手术加术后放疗。

另外,头颈部恶性肿瘤按病理类型还可分为鳞状细胞癌、腺癌、腺样囊性癌、黏液表皮癌、恶性黑色素瘤、淋巴瘤等,但其中95%以上为鳞状细胞癌。对于腺癌、腺样囊性癌、黏液表皮癌、恶性黑色素瘤等患者,能手术者先接受手术治疗,术后再做辅助性放疗;不能手术者,则行姑息性放疗联合化疗、靶向治疗等。淋巴瘤(除 NK/T 细胞淋巴瘤外)患者,一般早期先行化疗后受累区放疗,晚期以化疗为主;NK/T 细胞淋巴瘤患者,多早期行局部放疗后化疗,晚期以全身化疗为主。

鼻咽癌患者可以只做放疗吗？

鼻咽的解剖部位位于头颅中心区域，位置较深，周围有重要的邻近器官，前界为鼻腔后缘，后界邻近颅底和脑干，两侧为内耳、咽旁间隙、颈内动静脉、后组颅神经，上界为蝶窦、海绵窦，下界为软腭，因此鼻咽癌行根治性手术难以切除。同时，由于 90%~95% 的鼻咽癌为低分化鳞癌，对放疗比较敏感，所以放疗是鼻咽癌的首选治疗手段。

对于早期鼻咽癌，单纯放疗就能获得较好的疗效，Ⅰ期鼻咽癌的局部控制率达 95% 左右，但对于局部晚期鼻咽癌，单纯放疗却不尽如人意。并且，鼻咽癌对化疗也比较敏感，放疗联合化疗可明显提高局部晚期鼻咽癌的疗效。另外，联合靶向治疗、免疫治疗也是治疗晚期鼻咽癌比较不错的方案。

手术治疗在鼻咽癌中也有应用，一些小样本研究表明，在早期鼻咽癌进行手术治疗能取得较好的局部控制，但不能作为标准治疗手段；一般手术治疗主要应用在早期复发的鼻咽癌、颈部淋巴结复发或残留。

总之，只有Ⅰ期鼻咽癌做根治性放疗；低危的Ⅱ期（T_2N_0）鼻咽癌可以只做放疗；其他分期的鼻咽癌需要做同步放化疗联合诱导化疗或辅助化疗等综合治疗。

⑬ 可以通过放疗联合抗 EB 病毒治疗鼻咽癌吗？

EB 病毒作为慢活性病毒，在人群中广泛存在感染，几乎与流感病毒一样。EB 病毒主要通过唾液传播，在咽部上皮细胞内增殖，专一性感染 B 淋巴细胞。EB 病毒在鼻咽癌起始阶段进入癌细胞，可加速和促进肿瘤细胞进程。常规抗病毒药物如阿昔洛韦等在治疗鼻咽癌期间可减少 EB 病毒排出，但不能根治。目前还没有更有效的药物可直接杀灭 EB 病毒，只有人体中各种免疫细胞可以消灭 EB 病毒，因此患者应尽量保持机体免疫功能正常，避免体内 NK 细胞、T 淋巴细胞功能下降。另外，鼻咽癌作为放化疗敏感的肿瘤，治疗上仍然以放疗、化疗、靶向治疗为主，目前免疫治疗可作为复发、转移鼻咽癌的一线治疗方法，而通过抗 EB 病毒药物治疗鼻咽癌仅停留在理论阶段。

04 治疗头颈部肿瘤，放疗和手术哪个效果更好?

　　手术和放疗是头颈部恶性肿瘤局部治疗的主要手段，由于特殊的解剖结构、形象和功能，以及患者的社会、心理等因素影响，选择哪一种治疗方案需要具体对待。

　　由于鼻咽癌对放疗敏感，并且位置深、手术创伤大，所以放疗是鼻咽癌的首选治疗手段，而手术一般用于鼻咽癌早期复发灶、颈部残留灶或复发灶。对于其他部位的头颈部恶性肿瘤，如早期口咽癌、下咽癌、喉癌，多选择根治性放疗；早期口腔癌、鼻腔副鼻窦癌、唾液腺癌，首选手术；对于晚期病变，多以手术联合放疗综合治疗。病理为腺癌、腺样囊性癌、黏液表皮癌、恶性黑色素瘤等患者，能手术切除者，先接受手术治疗，术后再行辅助性放疗；而不能手术切除者，可行姑息性放疗联合化疗、靶向治疗等。NK/T 细胞淋巴瘤患者早期行局部放疗加化疗，晚期以全身化疗为主；其他类型的淋巴瘤患者，早期先行化疗后加受累区放疗，晚期以化疗为主。

05 哪种放疗方案更适合头颈部恶性肿瘤患者?

目前,精准放疗技术不仅可提高头颈部恶性肿瘤的局部控制率,而且能降低放射性损伤,从而延长生存时间和提高生活质量。

头颈部恶性肿瘤接受的精准放疗技术包括静态调强放射治疗、容积弧形调强放疗、螺旋断层放疗、重离子和质子调强放疗、后装放疗以及放射性粒子植入治疗。放疗根据治疗距离分为远距离放疗和近距离放疗,前四种属于远距离放疗,后两种属于近距离放疗。

远距离放疗根据放射线类型可分为高能 X 线、质子和重离子。静态调强放疗、容积弧形调强放疗、螺旋断层放疗都采用的是高能 X 线,只是放射线的入射方式不同。静态调强放疗采用固定角度的 7~9 个照射野照射,具有较高的肿瘤适形性,能较好地保护肿瘤周围正常组织;容积弧形调强放疗采用弧形旋转的照射方式,能提高肿瘤剂量、降低周围正常组织剂量;螺旋断层放疗(TOMO 刀)采用旋转步进方式照射,和扫描 CT 的方式接近,对肿瘤的适形性和正常组织的保护最好。因此,这三种方法的选择,主要根据肿瘤大小、与重要器官的距离决定。如肿瘤范围大,并贴近脑干、脊髓等重要器官,则首选螺旋断层调强放疗,其次是容积弧形调强放疗,再次是静态调强放疗;对于早期头颈部恶性肿瘤,这三种方法的疗效相近,但对正常组织的保护略有差异,螺旋断层调强放疗最优,其次是容积弧形调强放疗,再次是静态调强放疗。质子和重离子不同于高能 X 线,有更好的氧增益比和布拉格峰,对于高能 X 线不敏感的肿瘤,如软组织恶性肿瘤和头颈部肿瘤放疗后局部复发,质子和重离子调强放疗的优势明显,并且对肿瘤周围正常组织的保护也更好。因此,对于常规放疗不敏感或复发的头颈部肿瘤,以及对正常组织保护要求比较高的患者,可以选择质子或重离子调强放疗。

后装放疗作为远距离放疗的补充手段，可用于鼻咽癌放疗后腔内局限残留灶、舌的插植治疗等；放射性粒子作为姑息性放疗方式，可用于颈部淋巴结多次复发、不能耐受手术或再次外照射治疗，以及头颈部恶性肿瘤治疗后肺、肝等转移，不能耐受常规治疗手段者。

06 头颈部恶性肿瘤患者放疗时的急性不良反应有哪些?

相对于肿瘤组织而言，正常组织细胞增殖高度规律，根据其不同生物学特性及对电离辐射的不同反应可分为早反应组织和晚反应组织。头颈部恶性肿瘤患者在放疗范围内受到照射的正常组织包括皮肤、黏膜、唾液腺、肌肉和神经。其放疗的不良反应可分为急性不良反应和远期不良反应。其中急性不良反应包括以下几方面。

放射性皮炎

皮肤由增殖活跃的角质母细胞组成的表皮和致密结缔组织组成的真皮构成，放疗最大剂量一般沉积在皮下 0.5~4cm，早期表现为红斑，这是因为血管扩张、水肿，血浆成分从毛细血管渗出；10Gy 以后出现干性脱皮、色素沉着；15~20Gy 以后则可出现湿性脱皮；若剂量进一步增加，则会导致克隆源性细胞数量减少、恢复差、形成溃疡。

放射性黏膜炎

黏膜的组织结构与表皮相似，但黏膜的分化细胞寿命比表皮短得多，因此黏膜反应出现较早，主要表现为伴有水肿和毛细血管扩张的红斑、斑块性溃疡或单纯黏膜炎、假性融合黏膜炎以及广泛溃疡。

·放射性腮腺炎

唾液腺中最大的腺体是腮腺，对放疗非常敏感，在放疗第 1~3 天时，可出现腮腺肿胀、疼痛、皮温增高，伴发热；累积剂量 10~15Gy 时，可出现唾液分泌减少，以水分减少为主，使纤维成分比例增加，表现为痰黏稠、不易咳出及口干。

·味觉改变

人的味蕾主要分布在口腔舌的背面、舌尖和侧缘，能品尝出酸、甜、苦、辣等味道。味蕾是上皮分化的特殊结构，位于基底膜上，表面由角质形成细胞覆盖，主要由亮细胞和暗细胞构成。放射线可造成味蕾细胞增殖下降和萎缩，角化增加，对酸、甜、咸、苦等味觉功能下降。

·放射性中耳炎

中耳位于外耳和内耳之间，内耳开口于鼻咽侧壁，在鼻咽癌放疗中处于高量区照射，易引起咽鼓管水肿、堵塞，造成中耳通气不畅，使中耳内压力降低至负压，从而引起中耳黏膜水肿、毛细胞血管通透性增大，使组织液进入中耳，最终形成中耳积液。

07 头颈部恶性肿瘤患者如何应对放疗期间的急性不良反应？

头颈部恶性肿瘤患者放疗期间常见的急性不良反应包括急性皮炎、急性黏膜炎、急性腮腺炎、味觉改变和中耳炎，针对这些不良反应，可采取的措施如下。

放射性腮腺炎

头颈部恶性肿瘤患者放疗1~3次，可出现腮腺红肿、疼痛，给予抗生素、糖皮质激素治疗，能减轻腮腺导管水肿、堵塞；随后，腮腺分泌功能逐渐降低，出现口干、口腔环境酸化，可在放疗开始予碳酸氢钠含漱液及浓替硝唑含漱液治疗，并多饮水。

放射性黏膜炎

放射线可引发口腔黏膜红肿，甚至出现溃疡，继发口腔感染，治疗除了用碳酸氢钠、浓替硝唑漱口，还可用复方维生素 B_{12}、康复新液含漱以促进黏膜上皮修复，或用细胞因子冰服，以减轻黏膜水肿和促进上皮细胞增殖。另外，还应保持口腔清洁，以降低口腔细菌紊乱和继发感染；进食流质或半流质食物，减少辛辣、刺激饮食。

放射线皮炎

颈部皮肤受到放射线照射后，易出现红斑、干性脱皮、色素沉着、湿性脱皮，甚至溃疡，治疗时可在放疗起始用放射性防护剂（如三乙醇胺乳膏等）外涂颈部皮肤，促进颈部皮肤上皮增殖；保持颈部皮肤清洁、干燥，减少局部摩擦、抓挠；对于皮肤瘙痒，可以外用儿童痱子粉外涂和局部冰敷；对于干性脱皮，禁止人为剥离，避免留下瘢痕；对于湿性脱皮，应清洁创面，对症贴敷。

味觉改变

放疗期间出现味觉异常或障碍，甚至味觉消失者，应注意饮食宜清淡、易消化，多食新鲜蔬菜和水果，均衡营养，从而促进黏膜修复；味觉消失、食欲减退者，加用开胃药，以增加食欲，同时通过肠外营养补充营养。

• 放射性中耳炎

患者在放疗期间应减少水进入耳道，避免继发感染，同时使用氧氟沙星滴耳液滴耳治疗，并保持耳道干燥、清洁。

08 头颈部恶性肿瘤患者放疗后没唾液怎么办?

唾液主要是由唾液腺分泌形成，包含水和纤维蛋白。人体有大、小两种唾液腺，大唾液腺包括腮腺、颌下腺和舌下腺三对；小唾液腺散在于各部口腔黏膜内，如唇腺、颊腺、腭腺、舌腺。所有这些唾液腺位于口腔周围，开口于口腔黏膜。其中，腮腺为最大的唾液腺，呈三角形，位于外耳道前下方咬肌后方表面；颌下腺呈卵圆形，位于下颌下三角内；舌下腺最小，细长而略扁，位于口腔黏膜深面，直接开口于口底黏膜大管。

头颈部恶性肿瘤患者放疗后口干主要是由于唾液腺受到放射线照射后，分泌功能下降，使唾液减少所致，解决方法主要是补充水分，多含水，也可外在补充唾液；使用一些药物如毛果芸香碱，或中医养阴生津药；口干后会使口腔环境酸化，易继发真菌感染或细菌感染，故可含漱碳酸氢钠碱化口腔环境，或用浓替硝唑或复方氯己定含漱液漱口；还可以利用人工合成唾液替代治疗。

09 头颈部恶性肿瘤患者放疗后面部皮肤变黑怎么办?

皮肤由增殖活跃的角质母细胞组成的表皮和致密结缔组织组成的真

皮构成。同时，表皮内包含毛囊，而毛囊的数目因不同部位而有差异，其干细胞有协助表皮再生的能力。放射线照射皮肤，可使表皮最外层角化细胞凋亡脱落，下层细胞在分化过程中向表面推移，替代最外层角化细胞，其中毛囊干细胞参与细胞分化和表皮修复。因此，放射性皮炎主要表现为干性脱皮和色素沉着。放疗结束后，表皮角质细胞增殖减少，毛囊干细胞分化减少，色素沉着逐渐消退。在放疗过程中，可以使用放射性防护剂保护皮肤。

⑩ 鼻咽癌患者放疗后会出现哪些远期并发症?

鼻咽癌是一种特殊的头颈部肿瘤，其解剖位置特殊，邻近颅底、脑干、耳道、眼眶、视神经、视交叉、垂体、海绵窦、鼻腔、口腔、口咽；同时，颈部淋巴结转移发生率高，由于整个颈部都会受到照射，所以鼻咽癌靶区范围大，邻近组织结构均可受到较高剂量照射，引起肌肉、神经、腺体和骨骼等方面的并发症，具体远期并发症包括以下几方面。

口干燥症

口干燥症是鼻咽癌放疗后最常见的并发症之一，主要是因邻近的腮腺、颌下腺及舌下腺受到照射破坏，引起其分泌功能下降，甚至永久性分泌功能丧失。放疗后，腺体分泌功能下降，导致口腔抑菌能力降低，口腔自洁能力随之下降；同时牙龈萎缩，口腔组织容易患病和受损，进食时牙龈对冷、热、酸较敏感，牙齿咬合无力，从而引起放射性龋齿。多数鼻咽癌患者在放疗后 1~2 年内，口干燥症有所缓解，并与年龄呈负相关，年轻患者口干程度较轻，年老患者症状较重。口干缓解的原因可能与口腔内未受高量照射的微小腺体分泌功能代偿性恢复有关。一般2 年内口干缓解不佳者之后就很难恢复。口干燥症的治疗方法有腺体移位、人工唾液替代、抗菌冲洗、使用氟化物和毛果芸香碱，但疗效欠佳。

·张口困难

颞颌关节及周围软组织、肌肉因受到照射后引起软组织萎缩、纤维化及关节活动障碍，从而导致张口困难，这与颞颌关节受照剂量、张口锻炼和年龄有关。在二维放疗时代，因为颞颌关节在高剂量范围内，所以发生率高且较严重；而采用调强放疗后，颞颌关节受照剂量降低，保护了其周围软组织和关节，使张口困难发生减少。因此，在放疗期间和治疗后，患者应进行张口锻炼、按摩颞颌关节，以加强关节功能锻炼。

·听力下降、耳聋

由于内耳作为鼻咽侧壁，在照射的高剂量区域，中耳也在中高剂量范围内，所以听觉系统从咽鼓管至脑干听觉通路无法避免照射而受损，可导致分泌性中耳炎、听骨链坏死、螺旋器（Corti 器）破坏，以及听觉有关的神经组织损伤引起的传导性、感音性或混合性耳聋。大多数患者早期由于放射性中耳炎出现中耳积液、耳闭、耳闷、耳鸣以及传导性耳聋；也有部分患者可出现感音性耳聋，潜伏期为半年到 1 年，与年龄、基础听力及内耳受照射剂量等有关；同时，铂类化疗联合放疗协同可加重耳毒性。

·内分泌异常

垂体和甲状腺在鼻咽癌放疗过程中受到照射可引起腺体损伤，从而导致内分泌功能异常。放射线垂体功能损伤主要是继发性垂体萎缩所致，垂体功能减退多发生在治疗后 2~7 年，主要表现为激素缺乏，以生长激素缺乏多见、发生最早（平均 2.6 年），其次为促性腺激素缺乏和高泌乳素血症，然后是促肾上腺皮质激素缺乏和促甲状腺素缺乏。放射线甲状腺损伤主要是由甲状腺受到高剂量照射后引起其功能减退所致，临床表现为乏力、畏寒、贫血等，特征是血清促甲状腺素升高及血清游离甲状腺素降低，治疗可口服甲状腺素片。

视觉通路损伤

视觉通路损伤包括视神经、视交叉、视束、晶体和视网膜等损伤。视神经损伤表现为视野缺失、视物模糊、视力丧失，潜伏期为2~3年，可予激素、活血化瘀药物治疗；晶体放射损伤可导致白内障，潜伏期为0.5~32年；视网膜损伤是由于放射线引起微血管闭塞所致，以棉花点状、视网膜出血、黄斑水肿、渗出、玻璃体出血等表现为主。

放射性颞叶、脑干损伤

鼻咽邻近的脑组织主要为颞叶和脑干，其损伤多为远期并发症，主要表现为脑水肿和脑坏死，临床表现为性格改变、健忘、易怒、意识丧失、癫痫等；脑干损伤主要对应颅神经麻痹和偏瘫。治疗以激素和甘露醇脱水为主，以改善脑循环，或使用脑代谢复活剂、脑保护类药物。

脊髓损伤

放疗引起的脊髓损伤，早期并发症多为莱尔米特征，通常是可逆的；晚期脊髓损伤包括两方面，一是发生在放疗后6~18个月，主要为脱髓鞘和白质坏死；二是发生在放疗后1~4年，主要为血管病变。脊髓损伤的临床表现为低头过电感、肢体麻木、感觉异常、大小便异常、截瘫。一般若放疗严格控制脊髓受照剂量，则严重并发症不常见，治疗多采用肾上腺皮质激素、血管活性药物和神经生长因子，但效果不佳。

颅神经损伤

后组颅神经出颅后在咽旁间隙经过，由于咽旁间隙受到照射及颈部纤维化，故导致后组颅神经损伤。其主要表现为吞咽困难、伸舌偏向患侧、声音嘶哑和呛咳。另外，患者因吞咽困难而只能进食流质或半流质食物，易造成营养不良或体重下降；伸舌障碍可影响说话和进食，导致生活质量明显下降；声音嘶哑和呛咳多因声带关闭不全或声带麻痹所致，容易引起吸入性肺炎。

• 颈内动脉狭窄

鼻咽癌放疗后可引起颈内动脉狭窄，甚至导致短暂性脑缺血或脑卒中等脑血管事件发生，主要原因是放射线引起血管内皮细胞损伤和功能障碍，细胞应激、动脉粥样硬化加速及中膜和外膜坏死、纤维化，与放疗剂量和间隔时间相关。治疗多采用他汀类、血管紧张素抑制剂等药物治疗，或颈动脉内膜切除术、支架置入术等手术治疗。

⑪ 头颈部恶性肿瘤患者放疗前需要注意哪些口腔问题？

由于每个人的生活习惯不同，口腔卫生条件也不同，从而导致有些人患有牙垢、龋齿、残根、蛀牙、牙龈炎、根尖炎等口腔疾病。据文献报道，鼻咽癌放疗前未行口腔处理的患者中有 88% 发生放射性龋齿，而经过口腔处理过的患者中仅有 17.2%~48.7% 发生放射性龋齿，可见口腔处理能明显降低放疗后放射性龋齿的发生率。究其原因，首先，头颈部恶性肿瘤接受放疗，其邻近的腮腺、颌下腺及舌下腺的腺体受到照射，会破坏并引起分泌功能下降，甚至永久性分泌功能丧失，从而导致口腔抑菌能力降低，口腔自洁能力随之下降；同时牙龈萎缩，使口腔组织容易患病和受损；放疗引起口腔微环境改变，特别是环境酸化，容易引发真菌感染或细菌感染。其次，放射线照射可直接引起口腔黏膜上皮细胞凋亡，使黏膜增殖及修复能力下降，黏膜屏障被破坏，继发局部感染，如黏膜炎、牙龈炎，甚至引起溃疡，细菌侵袭入血液可诱发全身性感染。最后，伴有基础口腔疾病、糖尿病、免疫功能较差的老年患者，放疗引起的口腔反应明显增加，甚至易发生颌骨的放射性骨髓炎、骨坏死。

因此，头颈部恶性肿瘤患者在放疗前一定要进行口腔检查，如发现牙垢、龋齿、牙龈炎、根尖炎等，应及时处理，如清除牙垢、修补龋齿、去除金属牙套、消炎治疗等，一般处理完成后 2~3 天即可进行放疗；对于一些残根、无法保留的患牙，要积极拔除，如拔除残根或患牙较多时，需要分次拔除；对于拔牙困难、周围组织损伤大甚至暴露骨创面，以及口腔条件差的患者，拔牙后给予消炎治疗，根据拔牙损伤程度，通常在拔牙 1~3 周后可接受放疗。

⑫ 鼻咽癌患者放疗后听力下降怎么办？

鼻咽癌患者放疗后最常见的并发症是听力下降，甚至耳聋。其病因是内耳位于鼻咽侧壁，会接受高剂量照射，同时中耳也会受到中高剂量照射，从咽鼓管至脑干听觉通路整个听觉系统都不可避免受到照射，引起分泌性中耳炎、听骨链坏死、螺旋器破坏，以及听觉有关的神经组织损伤相关的传导性、感音性或混合性耳聋。大多数患者在早期发生听力下降主要与放射性中耳炎导致中耳积液有关，治疗建议反复多次中耳抽液，也可以采取鼓膜置管引流，同时予氧氟沙星滴耳液等局部消炎治疗。有的患者听力下降是由于内耳开口放疗后水肿，导致耳闭、耳闷、耳鸣，建议加强鼻腔冲洗、鼻咽镜下咽鼓管吹张及鼓起吹张等。后期听力下降主要是神经损伤相关的传导性耳聋，可以辅助助听器。特别需要注意的是，一定要排除由于肿瘤复发挤压内耳引起的听力下降。

⑬ 喉癌患者放疗时一定要进行气管切开吗?

手术和放疗是喉癌局部治疗的主要手段,早期患者可以选择手术或放疗,而晚期患者需要手术和放疗综合治疗。喉癌放疗包括根治性放疗和术后辅助性放疗。喉部是气道的重要组成部分,发生肿瘤时容易堵塞气道,引起喉梗阻。不过,由于早期喉癌患者的病灶局限,并不会引起急性喉梗阻,所以接受根治性放疗时不需要进行器官切开和气管套管。而晚期喉癌患者在行根治性放疗时,若肿瘤引起气道堵塞或出现气促症状,则需要预防性气管切开;若没有气道堵塞或喉梗阻危象,则不需要常规气管切开。在术后辅助放疗时,保喉患者在手术时需行预防性气管切开,术后辅助放疗期间气切套管仍保留,直至放疗后 1~2 个月,待喉部水肿消退方可拔管;喉全切患者需要终身戴气管套管,放疗过程中也要戴气管套管。总之,喉癌患者放疗中是否需要气管切开,应根据综合治疗和肿瘤浸润情况而定。

⑭ 头颈部恶性肿瘤患者放疗期间如何补充营养?

精准调强放疗能帮助头颈部恶性肿瘤患者提高局部控制,保留美容和功能,并延长生存时间,因而放疗是头颈部恶性肿瘤局部治疗的重要手段之一。然而,在放疗或同步放化疗期间,患者会经历一定的痛苦过程,主要表现为口腔黏膜炎、黏膜溃疡、疼痛、味觉丧失、口干,影响患者营养摄入,导致营养不良、消瘦、免疫功能下降、治疗中断,同时营养不良会降低肿瘤细胞的放射敏感性,增加患者摆位误差而降低治疗一致性和疗效，而且营养不良还是肿瘤局部复发和生存率低的危险因素，因此头颈部恶性肿瘤患者在放疗或放化疗期间必须加强营养补充。

营养补充方式主要包括肠内营养、肠外或全肠外营养。肠内营养主要通过鼻饲管或胃造瘘给予；肠外或全肠外营养主要通过静脉补液给予。

在放疗早期，患者主要出现轻度放射性黏膜炎、口干和味觉异常，故营养应以口服为主，口服营养补充（ONS）为首选的营养治疗方式；在放疗中后期，由于放射性黏膜炎加重、溃疡形成、疼痛明显，严重影响进食，故可以置入营养管，仍以肠内营养为主；当肠内营养达不到正常营养需要量时，则需要联合部分肠外或全肠外营养。

营养给予推荐能量摄入量为 25~30kcal/（kg·d），蛋白质摄入量为 1~2g/（kg·d），最好同时加入谷氨酰胺，有助于降低放射性皮炎和放射性黏膜炎的发生率。

⑮ 头颈部恶性肿瘤患者放疗期间需要鼻饲管吗？

头颈部恶性肿瘤患者接受放疗时易发生放射性黏膜炎，并随着剂量的增加和同步化疗的介入，放射性黏膜炎的病情会加重，引起营养摄入不足，导致营养不良。营养不良可降低患者生存效果和生活质量，故必须加强营养治疗。ONS 是国内外指南推荐作为放疗患者首选的营养治疗方式，对于 ONS 不能满足营养需求的患者，应进行鼻饲管营养。但置入鼻饲管的最佳时机或置入预防性鼻饲管目前存在争议。对于部分头颈部恶性肿瘤患者而言，放疗前预防性置入鼻饲管在提高患者营养状况和治疗疗效、减少放疗中断方面并没有优势，反而会增加患者的负担。有研究比较了预防性鼻饲管和反应性鼻饲管在口咽癌放化疗中的应用，结果显示双侧颈部照射和同步放化疗患者，预防性鼻饲管有获益。因此，头颈部恶性肿瘤患者出现明显体重丢失（1 个月 > 5% 或 6 个月内 > 10%）、BMI < 18.5kg/m^2、严重吞咽梗阻或疼痛、严重厌食、预期严重放射性黏膜炎等情况时，考虑放疗前预防性置入鼻饲管，其他患者首先进行 ONS 营养治疗，当 ONS 不能满足营养需求时，再考虑置入鼻饲管营养。

第五章
食管癌的放疗

01. 哪些因素会引起食管癌?

02. 食管癌患者放疗前有哪些症状?

03. 食管癌患者放疗前需要做哪些检查?

04. 食管癌患者放疗期间为什么要进行同步化疗?

05. 食管癌患者放疗前为什么需要在鼻中放置营
    养管?

......

01 哪些因素会引起食管癌？

目前，我国食管癌的发病率位居世界第一，发病人数占发病总数的60%，男性的发病率是女性的2倍。引起食管癌的主要因素包括环境、遗传及饮食因素。

（1）长期喜食腌菜、咸菜，使胃液、尿液中存在诱发食管癌的甲基苄基亚硝胺、亚硝基吡咯烷、亚硝基胍啶，而亚硝胺类化合物是一种很强的致癌物质，有研究表明食用酸菜量和食管癌的发病率成正比。

（2）长期喜进食烫食、粗食、浓茶、辣椒等刺激性食物可引起食管黏膜损伤，出现食管黏膜增生改变，也可能是导致食管癌的因素之一。食管黏膜的正常耐受温度为40~50℃，如果超过65℃危害更大，可能造成损伤、溃烂等问题。虽然黏膜上皮有自我修复功能，但长期反复刺激会让黏膜产生长期损伤，进而可能诱发癌症。

（3）吸烟、饮烈性酒与食管癌发病也有一定关系。酒精中虽然没有致癌物质，但会刺激食管黏膜，使其产生损害，特别是60度以上的高浓度白酒，对食管黏膜的伤害更明显。国外研究显示，食管癌患者中约60%是嗜酒者。各种长期不愈的食管炎可能是食管癌的癌前病变。

（4）如食道有瘢痕、挛缩和憩室等，也容易发生食管癌。因为这些部位受到的刺激和损伤较大，使致癌物在此停留时间更长，久而久之这些部位的组织易发生癌变。

（5）食用一些发霉的小麦、玉米等食物，也可能致癌。据专家介绍，霉菌产生的霉菌和亚硝胺对癌变具有协同作用，因此不能吃发霉的食物。

（6）进食烧饼、煎饼、馓子等比较粗糙和偏硬的食物，如果吃得过快或咀嚼不充分，也容易对食管黏膜造成伤害，进而可能导致食管癌。

（7）有家族食管癌遗传史的患者发病率较高，并且男性比女性高发。

35 岁以上随着年龄增长，食管癌的发病率会升高。

02 食管癌患者放疗前有哪些症状？

· 早期食管癌症状

早期食管癌症状多为非特异性，也有可能无任何症状，因而很多人没有引起重视，容易耽误检查和治疗。

（1）进食梗阻感：发生率为 50%~60%，大多在进食干饭或大口吞咽干性食物时出现，通过喝水可以缓解。但如果反复出现，并且症状逐渐加重，则应引起注意。

（2）胸骨后不适感或疼痛感：与食管癌早期表面黏膜糜烂有关，当食物经过时就会引起胸骨后不适或疼痛感。

（3）咽喉部紧缩感：颈段和胸上段食管癌多见，发生率约为 30%。

（4）食管内异物感：在吞咽食物时，20% 左右患者有此症状。

· 中晚期食管癌症状

（1）吞咽困难：最常见且最典型的症状是进行性吞咽困难。起初在进食干饭时出现，随后需要进食半流质食物，进一步发展只能进食流质食物。

（2）胸骨后疼痛、剑突下烧灼感、恶心、呕吐：为进食困难的伴随症状。

（3）声音嘶哑：由肿瘤或转移淋巴结压迫喉返神经所致。

（4）颈部或锁骨肿块：为转移淋巴结引起。

（5）其他肿瘤或转移淋巴结压迫或侵犯引起的症状：如食管气管瘘引起刺激性咳嗽、肺部感染等；骨转移引起疼痛等。

03 食管癌患者放疗前需要做哪些检查？

（1）X 线检查：食管 X 线钡餐检查是诊断食管癌首选且常用的方法。对于早期食管癌，可以看到食管黏膜破坏，蠕动僵硬中断迂曲；对于中晚期食管癌，可以看到食管腔内黏膜充盈缺损，管腔僵硬、狭窄，病变上段不同程度扩张。同时，还可以看到食管是否有深溃疡及穿孔，以此判断食管的出血风险。该检查适用于确定食管病变的长度和范围。

（2）胃镜：早期食管癌通过胃镜的检出率高达 85%，中晚期食管癌通过胃镜的检出率为 100%，同时通过胃镜可以获取标本，行病理学检查以明确诊断。超声内镜可以探查食管肿瘤侵犯到食管哪一层，进行肿瘤分期。

（3）胸部 CT：增强 CT 可以显示肿瘤位置、与其他脏器之间的关系、淋巴结情况、肿瘤外侵情况及转移情况等。食管癌患者放疗前必须行胸部增强 CT，以了解肿瘤大小和走向，对照射野的定位及大小非常有帮助。

（4）其他血液检查：如血常规、生化、肿瘤标志物等。

（5）骨 ECT：明确是否有骨转移情况。如果有条件，也可以行全身 PET/CT 进行全面评估。

（6）食管癌脑转移概率很低，也可以不进行脑 MRI 检查。

04 食管癌患者放疗期间为什么要进行同步化疗？

食管癌患者在就诊时约有 50% 的患者因转移而不可手术切除，这要求局部治疗（手术和放疗）和全身治疗（化疗）结合，化疗药物在治疗肿瘤的同时，还能起到放射增敏、增加局部疗效的作用。RTOG85-O1 随机对照试验首次证明，同步放化疗的生存期明显优于单纯放疗，同步放化疗已被美国国立综合癌症网络（NCCN）推荐用于治疗不可切除的食管癌患者；序贯放化疗没有表现明显的生存优势及降低局部复发，反而会明显增加毒性；对于非手术治疗且一般状况好的患者，同步放化疗优于单纯放疗及序贯放化疗。因此，对于一般情况还好（PS=0~1 分）的患者，能做同步放化疗尽量做同步放化疗。若患者一开始由于肿瘤或淋巴结较大，无法进行同步放化疗，则可以先行新辅助化疗，待肿瘤缩小后再行同步放化疗。

05 食管癌患者放疗前为什么需要在鼻中放置营养管?

食管癌患者往往进食梗阻明显，在放疗过程中会出现放射性食管炎，有些患者由于吞咽疼痛明显而不愿进食，导致营养摄入不足，而营养是生命线，一旦营养不良会使患者无法进行抗肿瘤治疗。同时，食管癌患者容易出血，在放疗过程中食管黏膜水肿坏死，更容易引起出血，而放置营养管可避免食物直接接触食管壁，从而保护食管黏膜。

食管癌患者大多会出现吞咽困难、进食哽噎、进食后疼痛等，故只能吃流质食物。放疗开始后 2 周内，一般为放疗 10 次左右，食管病灶及附近受照射区域会出现急性水肿期，肿物体积因水肿而增大，使进食更加困难，导致原有的进食量明显减少。随着放疗的继续，进入放射性食管炎期，由于食管病灶以及周边正常的食管组织黏膜破溃，射线直接对食管肌层进一步电离破坏，造成辐射损伤，所以患者一般会在进食后甚至非进食时出现明显疼痛，严重者需要使用抗生素、激素和麻醉类药物缓解疼痛。因此，在放疗前植入营养管，可以保证营养通路，从而最大限度地避免出现因狭窄、水肿、疼痛而引起的无法进食，确保能够维持人体生存所必需的营养。

另外，食管肿瘤会影响食管平滑肌的弹性和收缩功能，甚至导致功能丧失。尤其是当射线进一步刺激病灶处引起水肿时，会进一步加重这种情况。受射线照射后，病灶处及附近的黏膜发生破溃，食物残渣容易滞留和吸附在此处，形成慢性炎症反应，阻碍和延迟食管黏膜修复。这种情况在临床中可导致穿孔风险增加，即食管瘘，严重者可发生吸入性肺炎、纵隔炎、大出血等危及生命。植入营养管后，食物不直接经过病灶，可以起到旷置的作用，在一定程度上避免穿孔的发生。

总之，营养保证是食管癌治疗的关键因素，放置营养管可以保障患者营养，确保放疗正常进行。

06 食管癌患者手术前为什么需要先放疗？

有些食管癌患者发现的时候已不能直接进行手术，此时可以通过术前放疗达到缩小肿瘤的目的，从而给患者提供手术机会。一些前瞻性临床研究表明，对潜在可手术的食管癌患者，术前放疗可以提高手术切除率，缩小肿瘤，降低术后淋巴结转移率、局部及区域复发率，放疗＋手术组的生存情况优于单纯手术组。同时，放疗后反应越重，预后效果越好。一项 Meta 分析结果显示，放疗＋手术组的 1 年生存率差异有统计学意义，而 3 年、5 年生存率差异无统计学意义，但术前放疗可以提高手术切除率，降低断端残癌阳性率和淋巴结转移率，同时两组的术后吻合口瘘的发生情况没有差异。

现在，有更多的术前治疗方案供食管癌患者选择。如术前同步放化疗，其中手术及放疗可杀灭局部肿瘤细胞、改善局部控制率；化疗可杀灭微小转移灶、减少术中肿瘤细胞种植转移的机会。手术及放化疗协同作用，能提高食管癌患者治疗的敏感性和疗效，为手术创造条件；使局部晚期肿瘤缩小、降低分期，从而提高手术切除率，有望提高远期生存率。已有多项临床研究及 Meta 分析结果表明，新辅助放化疗能明显延长食管癌患者的 1 年、3 年生存率，但不能降低术后并发症的发生率。2009 年，NCCN 指南中把术前新辅助放化疗对潜在可手术的食管癌作为指导意见。术前放化疗可能会提高生存率，其中提高病理完全缓解率为 20%~40%；病理完全缓解者的半数生存期（MST），即当累积生存率为 50% 时所对应的生存时间为 70ms；并能降低肿瘤分期，有利于手术切除；但同时可能增加术后并发症及死亡率。

此外，还有术前新辅助放化疗联合免疫治疗、术前化疗联合免疫治疗等一系列临床研究，其目的都是一致的，即提高手术病理完全缓解率、增加局部控制、延长生存率。

⑦ 吃饭时常被噎住是得了食管癌吗？

经常吃饭被噎住是食管癌的主要症状之一，表现为进行性的进食哽噎感加重，刚开始进食干饭，进食快的时候会哽住，随后变成进食半流质食物，再到进食流质食物，均有梗阻感，有些患者还会伴有胸痛和呕吐。

然而，经常吃饭被噎住也不一定就是得了食管癌，其与吃饭习惯、食物性状等有关。另外，有些食管炎、食管憩室患者也会出现吃饭噎住，需要进行胃镜检查进一步明确。

⑧ 食管癌患者进食梗阻的临床症状有哪些？

由于食管的扩张性非常好，即使 1/2 的食管壁上长了肿瘤，人体也不会察觉出强烈的异样，所以食管癌患者一旦出现明显症状，往往为时已晚。因此，要注意前期症状，尽早就诊。

·吞咽食物时有哽噎感

在食管癌的早期阶段，常表现为局部小范围食管黏膜充血、肿胀、糜烂、表浅层溃疡和小斑块病变，当食物通过时，患者就会出现吞咽不适或吞咽不顺的感觉。如病情再进一步发展，就会出现哽噎感，多半会在吞服烙饼等较硬的食物或其他不易彻底嚼碎的食物时才能发现。

·食管内有异物感

患者自觉因某次进食粗糙食物而将食管损伤，或是误将异物吞下而存留在食管内，有类似米粒或蔬菜碎片黏附在食管上的感觉，吞咽不下，既无疼痛，也与进食无关，即使不吞咽，也仍有异物感。异物感的部位多与食管癌的病变位置相吻合。

·食物通过缓慢并有停留感

患者常有食管口变小、食物吞咽困难并有停留的感觉。这些症状只出现在吞咽食物时，进食之后即消失，并且与食物的性质无关，甚至在饮水时也有相同的感觉。

·咽喉部有干燥感和紧迫感

患者常感到吞咽食物不顺利，并有轻微疼痛、干燥、发紧的感觉，特别是在吞咽干燥或粗糙食物时更明显。该症状的发生还与情绪波动有关。

·胸骨后有闷胀不适感

患者只能隐约感到胸部不适，既不能指出不适的部位，也难以叙述不舒服的具体情况。

胸骨后有疼痛感

患者常在吞咽食物时胸骨后有轻微疼痛，并能感觉到疼痛的部位。疼痛的性质可为烧灼样痛、针刺样痛、牵拉摩擦样痛。

剑突下疼痛

患者自觉剑突下为烧灼样刺痛，疼痛轻重不等，多出现在吞咽食物时，食后减轻或消失，也有的患者为持续性隐痛，与进食关系不大。

09 哪些食管癌患者放疗后需要放食管支架?

食管癌患者放疗后若出现食管狭窄明显而影响进食，则需要分清是良性还是恶性。良性主要是因为放射后引起瘢痕组织增生、纤维化，进而挛缩所致。进行食管扩张后效果不明显者，需要进行放置食管支架以撑开狭窄管腔。恶性主要是由于肿瘤复发，需要进一步进行抗肿瘤治疗。若抗肿瘤效果不佳，食管梗阻症状没有改善，则在排除大出血风险情况下，可放置支架进行扩张，帮助患者解除梗阻、正常进食，从而进行姑息性的营养支持治疗。

若食管发生穿孔、食管气管瘘、食管纵隔瘘等情况，就意味着原本经过食管的食物会经气管到达肺，引起肺炎，而且这类肺炎不易治疗，若有穿孔处不闭合，则会一直存在感染源，使患者的肺炎无法好转，进而继发全身感染。因此有食管穿孔的患者需要放置带膜支架，把穿孔处填补起来，使食物、唾液、分泌物等不再从瘘口进入气管及纵隔。

⑩ 为什么食管癌患者放化疗期间容易大出血？

食管表面血管比较丰富，而食管癌可使食管上丰富的血管破溃、静脉曲张、破裂，或因吃较硬的食物划破食管壁引起消化道出血。

食管癌出血是食管癌患者发生的较危急的并发症之一，也是食管癌患者最终死亡的重要因素之一，临床常见于饮食不当、癌组织导致血管破裂、癌组织侵入血管等情况。

饮食不当

患者进食较硬的食物后，可划破食管癌部毛细血管而引起出血。

癌组织导致血管破裂

癌组织坏死、溃疡可引起血管破裂，发生出血。

癌组织侵入血管

中段的食管癌可侵入胸导管、奇静脉、肺门和肺组织，部分还可侵入肺动脉引起大出血，很容易出现生命危险。

总之，不管是哪种原因，食管癌患者一旦出现消化道出血，就要及时到医院就诊，避免出现大出血、窒息、失血性休克。当发生食管癌出血后，应立即停止饮食和饮水，不从口腔进食任何食物，取平卧位，头偏向一侧或侧卧位，防止呕血发生呛咳，从而引起窒息。尽量使患者放松心情，避免因情绪紧张而加重出血。同时，家属应第一时间拨打120救护车，等待救援期间要观察患者的体温、脉率、神志等变化。若患者自行就医，路途中应尽量避免颠簸或急刹车，防止诱发再次呕血，加重病情。

⑪ 食管癌患者术后需要进行辅助放化疗吗?

可手术的食管癌患者在手术切除后,有一部分患者需要行术后辅助放疗及化疗。其目的主要是杀灭手术残留的肿瘤细胞或减瘤术后因不良反应而大量进入增殖周期的肿瘤细胞,消灭微小转移灶及主灶外的遗留病灶和切缘阳性病灶,防止局部复发和远处转移,提高术后远期生存率。

食管癌患者术后辅助放化疗的适应证包括:侵及食管肌层的 T_2N_0 患者,伴有淋巴管、血管及神经浸润或切缘阳性;侵及食管周围或邻近器官的 $T_{3-4}N_{0-1}$ 患者;发现有可疑远处转移的任何 T、N、M1a 或 M1b 患者。一项针对术后辅助放化疗与单纯手术治疗食管癌的 Meta 分析表明,化疗联合放疗有利于杀伤不同周期的肿瘤细胞,当放疗局部发挥抗肿瘤作用时,化疗还可发挥抗肿瘤微转移灶的效用。术后辅助放化疗可降低肿瘤局部区域复发率,从而有利于提高患者的生存率,但术后放化疗是否可降低食管癌的远处转移率目前还未知。根治性切除术后放化疗对延长食管癌患者 4~5 年生存率、姑息性切除术后放化疗对延长食管癌患者 1~5 年生存期均有益处,这进一步证明术后放化疗有利于延长食管癌患者的总体生存率。

⑫ 食管癌患者放疗后复发还能再行放疗吗?

食管癌患者放疗后复发的再程放疗比较复杂,一般来说,一个部位终生仅可进行一次放疗,因为放疗的毒性在周围组织有累积,并非最近一段时间不放疗,过一段时间正常组织的所有功能就可以恢复。肿瘤周围组织（如脊髓、食道、心脏和其他重要脏器）的潜在毒性限制了治疗肿瘤可接受的最大剂量。

另外，两次放疗的时间间隔不能太短，一般建议相隔两年以上，同时要对患者进行综合评估危及器官的最大受量，如肺的 V_5、V_{20} 体积剂量过高，容易发生放射性肺炎，还要考虑脊髓及心脏的限量等；对于食管癌的再程放疗，要考虑食管瘘、穿孔及狭窄发生的可能性。并且，一般再程放疗的放疗剂量无法达到根治量，故其疗效不及首次放疗。

总之，医生要充分评估风险及收益，在与患者充分沟通后再决定是否进行再程放疗。

⓭ 为什么食管癌患者放疗期间会出现喉痛、进食疼痛、不停吐口水？

放射线在杀死肿瘤的同时，会对正常组织细胞产生影响，如引起食管黏膜充血、水肿、渗出、糜烂，尤其当放疗与化疗同时进行时，这种情况会更严重。其发生的时间大多数在 DT 20Gy、40Gy 时，也就是在放疗 10 次左右，可出现食管黏膜放射性水肿，开始表现为喉痛、进食疼痛或胸骨后疼痛，而后随着放疗的进行会适应一段时间。当放疗 20 次左右时，由于食管黏膜出现点状或线状小溃疡，所以喉痛、进食疼痛更明显，有些患者因疼痛无法进食，甚至无法吞咽口水，从而导致患者不断吐口水。当然，这种疼痛因人而异，有些患者只有轻微疼痛感，并不影响进食，体重也未减轻；而有些患者无法进食，体重下降明显。

急性放射性食管炎根据 RTOG 标准可分为 4 级：0 级，无症状；1 级，轻度吞咽困难，但可进食普食；2 级，吞咽困难，主要进食软食、半流质食物；3 级，吞咽困难，需鼻饲管、静脉补液及营养；4 级，完全阻塞。在治疗方面，1 级放射性食管炎患者，可予复方维生素 B_{12} 溶液、康复新液、质子泵抑制剂等;2级放射性食管炎患者，可予利多卡因放入冰水里，使用激素、抗生素，并加强营养（口服营养为主）;2级及3级放射性食管炎患者，需要保持体重，可予静脉营养及其他抗生素、激素等治疗，疼痛明显者可加用止痛药。一般经过积极治疗后，4级放射性食管非常少见，特别严重者需要暂停放疗。

⑭ 食管癌患者放疗期间应怎么吃?

食管癌患者放疗期间由于难以吞咽干硬食物，导致营养状况较差，所以更应该注意饮食及营养治疗。

首先，食管癌术后患者因为食管切除后大多将胃上提到胸腔代替部分食管，所以胃的储存食物功能也就丧失了，导致患者每餐略微多吃就会感到饱胀和不适，需要将原来一日三餐的饮食量分成五六餐，才能满足日常的营养需要。

其次，食管癌患者放疗期间的饮食要注意以高蛋白为主，宜食质软、不容易刮伤脆弱的食管黏膜、不能太烫（温凉为主，大约40℃）的食物，并且要少食多餐，注意根据体重变化调整食物。

最后，许多患者认为"发物"（鸡肉、鸭肉和鸡蛋等）是促进肿瘤生长的食物，因而不能吃，结果导致营养不良、消瘦、抵抗力下降。事实上，关于"发物"的说法缺乏科学依据，鸡、鸭、鱼肉和禽蛋、牛奶都是富含营养成分的食物，也是食管癌患者术后需要补充的食物，所以应多食。同时，鸡蛋、鸭蛋的蛋白质含量较高，并且容易消化，是食管癌患者放疗期间较宜选择的食物。

⑮ 食管穿孔的食管癌患者能行放疗吗?

食管癌患者的肿瘤侵及食管外膜可引起食管穿孔,出现食管气管瘘和食管纵隔瘘。食管气管瘘最怕的是食物、唾液等通过食管时经过气管进入肺中,引起肺部感染,而这种感染只要瘘口在就会一直存在,进而发展成严重的感染。因此,对有食管穿孔的肿瘤患者,需要在胃镜下行食管支架术,将呼吸道与消化道隔开,控制肺部感染。

那么,食管穿孔后能再进行化疗、放疗吗?一般来说,食管穿孔后置入食管支架的患者在控制感染和保证营养的基础上是可以行化疗或放疗的,但不能进行同步放化疗。同时,化疗剂量需根据患者的具体情况进行调整。放疗是姑息性的局部抗肿瘤治疗,并非根治性的治疗方法,故放疗剂量也应按照姑息治疗的剂量使用。另外,在治疗的同时,还要密切关注患者的一般情况、营养状况以及感染、出血情况。

⑯ 为什么早期颈段和胸上段食管癌患者不能手术,需要行根治性放化疗?

食管根据解剖位置可以分成颈段、胸段及腹段。胸段又分上、中、下 3 段。颈段食管是指下咽或环状软骨下缘到胸廓入口即胸骨上切迹,内镜下测量距门齿 15~20cm。胸上段是指自胸廓入口到奇静脉弓下缘水平,内镜下测量距门齿 20~25cm。因为手术切除是需要有安全切缘的,所以必须切除食管癌上 3~5cm,而颈段、胸上段食管癌上方是喉,也就意味着需要进行半喉甚至全喉切除。这类患者的术后生活会有很大影响,生活质量较差,也比较痛苦。而进行同步放化疗可以保留喉部,并且不影响生活质量。由于这两种治疗方式在生存期方面没有明显差异，所以对于颈段、胸上段食管癌患者建议行同步放化疗，而不是首先手术。

⑰ 晚期食管癌患者可以行放疗吗?

晚期食管癌患者如果之前没有做过放疗，而局部肿块较大，且没有到终末期，则对局部食管肿块可以考虑姑息性放疗，帮助改善进食症状和营养状况。而其他情况的晚期患者，如有骨转移引起的疼痛，放疗也是较好的止痛手段，70%~80% 的患者可以通过放疗骨转移处止痛，并防止骨质再破坏。对于脑转移患者，可以通过脑部放疗来达到控制脑转移灶的目的，同时也可减轻水肿等症状，并能打开血脑屏障，使化疗药物更容易进入颅内。对于肺内转移患者，只要不是多发，都可以进行放疗，单个病灶者可以用 SBRT 治疗，这样省时、省力且不良反应小；有多个转移灶者，可以用放疗控制肿瘤生长，同时减轻不适症状。

第六章
肺癌的放疗

01. 做放疗的肺癌患者就意味着是晚期吗?

02. 肺癌患者放疗大概需要多长时间?

03. 肺癌放疗照射次数越多癌细胞死亡越多吗?

04. 肺癌患者放疗时需要吃止痛药吗?

05. 肺癌患者放疗时会掉头发吗?

......

01 做放疗的肺癌患者就意味着是晚期吗?

手术、放疗、化疗、靶向治疗和免疫治疗都是肺癌治疗的主要方法,经过数十年的临床研究形成了目前的肺癌治疗体系。手术是一种通过切除肺癌所在区域组织来根治疾病的手段,但不是唯一能够根治肺癌的方法。放疗是通过放射线定向杀伤肿瘤组织的局部治疗方法,也能够根治肺癌。有些早期肺癌患者由于肺功能不佳或患有严重高血压、糖尿病而无法耐受手术治疗,可以进行立体定向放疗,也就是在短时间内将射线能量集中释放在肿瘤中心,起到强效杀灭肿瘤细胞的作用,效果可媲美手术治疗。除了早期肺癌能够根治,局部晚期肺癌患者通过同步放化疗(即在放疗的同时一起做化疗)也能够有效杀灭肿瘤细胞,因此做放疗的肺癌患者并非都是处于晚期,恰恰相反,能够接受放疗的患者大多数都处于早中期。

02 肺癌患者放疗大概需要多长时间?

常规放疗每天一次,周末休息两天。每天一次是为了杀死更多一直在分化的癌细胞,周末休息两天是为了让正常组织得到喘息的机会。

每次放疗时间与照射的剂量有关,一般只需要 10~20 分钟,对于骨髓移植的白血病患者,需要对全身骨髓进行照射,单次放疗时间最长可达两小时。

由于肺癌患者病情的早晚和照射范围的大小不同,所以总的照射时间是不确定的,立体定向放疗患者总的治疗时间是一周内至两周,手术前和手术后的放疗需要 4~5 周,根治性放疗需要 6 周左右。

肺癌放疗照射次数越多癌细胞死亡越多吗?

有些肺癌患者得知自己患有癌症后会束手无策，在这种情况下容易病急乱投医。放疗作为肺癌的局部治疗手段，大部分患者能够在接受治疗的短时间内会出现咳嗽、咯血、气急等肺癌症状好转的现象，从而信心大增，甚至要求肺癌放疗加量或翻倍，这种做法合理吗?

目前肺癌治疗的标准放疗剂量是 60Gy，按照每天 2Gy 计算，需要 6 周左右的时间（周末休息两天），理论上继续增加剂量是可行的，在早期的放疗中，甚至有医生将剂量提高至 100Gy 以上，但是在这样大剂量的照射下，肺癌患者的存活率非但没有提高，反而会下降，这是为什么?

人体由肺、心、肝、胰、脾等器官构成，各个器官并非单一存在，而是互相紧密关联的有机体。肺作为人体呼吸系统的主要组成部分，具有呼吸吐纳的重要作用，而另一维持生命的器官——心脏就在两肺之间。由于放射线是直线照射的，所以在照射肺癌的同时，多少会对周围的心脏和正常肺组织产生损伤。

因此，肿瘤的照射剂量越高，心、肺受到的照射就会越多，从而会产生更多的不良反应，而这些不良反应往往伴随人体诸多系统的生理反馈，如炎症的清除、循环的复苏以及疲乏的消失，一旦出现不能清除干净炎症、循环复苏失败或无法消除疲乏的情况，人的生命就会无以为继。这也是为什么肺癌的总放疗剂量无法再提高的原因。周围器官和人体的承受力决定了 60Gy 是目前肺癌放疗的标准剂量。

04 肺癌患者放疗时需要吃止痛药吗?

放射线治疗肿瘤的原理是它能够在微观层面上对癌细胞进行增殖干扰，也就是对癌细胞进行"阉割"，让它无法产生下一代，并没有人们想象中的切割或类似切割的效果。因此，放射线治疗肿瘤时是不会产生疼痛的，患者在十几分钟的治疗过程中是轻松而快速的，尤其是放疗刚开始的前几次，一般不会有疼痛。假如放疗一开始就出现疼痛或疼痛加剧，就需要注意肿瘤短时间变化的可能。

放射线除了会杀死处于繁殖期的癌细胞，还会对同样处于繁殖期的人体黏膜上皮细胞产生杀伤作用。当处于两肺之间的食管黏膜或咽喉部黏膜被杀伤后，患者就会有胸口疼痛、吃饭哽噎感和呼吸异物感。这样的疼痛往往开始于放疗的第 3 周，医生可根据疼痛的程度给予不同的治疗，轻度时可予口服的黏膜修复剂，重度时可予静脉滴注抗生素的预防性治疗，甚者则需要暂停放疗，并口服止痛药、静脉滴注抗生素，待疼痛好转后继续放疗。

总之，肿瘤患者放疗时一般是不痛的，也不需要服用止痛药，当出现放疗不良反应时才会出现疼痛症状，但这种疼痛一般是轻微的，不影响放疗的进行，假如出现疼痛加剧，则需要注意肺癌加重的可能，并需要服用止痛药。

05 肺癌患者放疗时会掉头发吗?

头发对人的颜值、自信心和情绪都有着重要的作用，但是由于化疗的广泛应用和其对毛囊细胞的杀伤作用，导致光头成为癌症患者难以掩盖的"标志",这对患者的身心健康都产生了巨大的负面影响。因此,许多肺癌患者在放疗时也会有同样的担心。

那么,肺癌患者放疗时会影响头发生长吗?其实关键是看照射部位,假如肺癌患者照射的是肺癌原发病灶和转移淋巴结,那么就不会出现掉头发的症状,但是胸部受到放射线照射的皮肤毛囊、汗腺等会受到损伤,出现脱毛现象,甚至有些肺癌患者放疗后会出现胸部局部皮肤再也不出汗的症状,这是由于胸部的汗腺细胞被放射线杀死导致的。

由于肺癌极易出现脑转移,所以患者无论是手术后还是放化疗后都需要每 3 个月对脑部进行磁共振检查,尤其是比较晚期的肺癌和小细胞肺癌患者。肺癌患者一旦出现脑转移,放疗就是标准治疗,因为脑和血液循环之间存在血脑屏障,许多化疗药物由于分子量很大,会被血脑屏障阻挡在脑以外,而放疗所使用的放射线可以通过血脑屏障,直接进入脑转移瘤内部进行高效杀伤。不过,由于射线穿越通路上的头皮和毛囊组织也经受着这样无差别的杀伤,所以许多经历全脑放疗的患者会出现掉头发的现象,这并非为肺癌脑转移患者独有,而是所有出现脑转移的癌症患者经过全脑放疗后都会出现的问题。

当前,随着放疗技术的发展,照射范围更小的立体定向放疗在肺癌脑转移中获得了长足的进步,临床使用越来越广泛,使掉头发的概率越来越小。

06 没有脑转移的小细胞肺癌患者为什么需要脑部放疗?

小细胞肺癌约占肺癌总数的 1/5,相比于非小细胞肺癌,它的恶性程度更高,更容易出现复发转移。小细胞肺癌患者诊断后 2 年内发生脑转移的概率为 50% 以上。而一旦出现脑转移,患者的存活时间及生活质量都会受到严重影响。脑预防性照射（PCI）是一种采用射线治疗的方式，可对颅内可能存在的微小转移病灶进行消灭，从而有效降低脑转移的发生率。有人会问，全身化疗也能降低远处转移率，为什么还需要预防性脑照射呢？这是因为药物不能透过血脑屏障，颅内达不到有效血药浓度，自然也就达不到预防作用。也正因如此，颅内成了全身化疗后肿瘤细胞的"避难所"。

PCI 真的能达到预防作用吗？目前的研究表明，PCI 可以有效降低小细胞肺癌患者脑转移的发生率，并提高患者的生存率。一项荟萃分析结果显示，小细胞肺癌患者行脑预防性照射后脑转移的发生率降低了54%，死亡风险降低了 16%，3 年生存率提高了 5%。即使对于已经有其他部位转移的广泛期小细胞肺癌患者，化疗后进行脑预防性照射也是必要的。

07 肺癌患者放疗后需要与家人隔离吗？

事实上，所有放疗后的患者身上不会带有放射线，因而不需要隔离。放射源是指一切能产生电离辐射（光子和粒子）的物质或设备。远距离放疗（体外照射）是指用各种放射源在体外进行照射，其剂量分布均匀、深度量高，适用于深部肿瘤。远距离放疗的主要设备有以下几种。

深部 X 线机

作为外照射源，深部 X 线已很少使用，以往多用于浅表肿瘤的治疗，管电压多在 180k~250kV。

钴 -60 远距离治疗机

该设备由一个放射源钴 -60 及附属防护装置和治疗机械装置构成，

主要依靠其发射的 γ 射线来治疗肿瘤，平均能量为 1.25MeV。与深部 X
线机比较，它有皮肤量低（最大剂量点在皮下 0.5cm）、深部剂量高、骨
吸收量低等特点；缺点主要是半衰期短（约 5.3 年），一般 3 年要更换放
射源 1 次。

直线加速器

目前使用最多的是电子感应加速器及电子直线加速器，其既可产生
电子束，又可产生高能 X 射线。高能电子束具有突出的物理学特点：剂
量自皮肤到达预定深度后骤然下降，可保护靶区后面的正常组织；可以
通过调节能量来调节电子束的深度；等剂量曲线很扁平，放射野内剂量
分布均匀；对不同组织的吸收剂量差别不大；皮肤剂量介于深部 X 射线
及钴 –60 之间，但其剂量骤然下降的特点随能量超过 25MeV 后会逐渐消
失，故适合治疗中、浅层偏心肿瘤。

总之，所有放疗只是外部放射线对肿瘤进行杀伤，并不会在体内残
留，更加不会再次影响他人，所以肺癌患者放疗后不用隔离。

08 为什么肺癌患者放疗后 3 个月内出现发热、胸闷气急、呼吸困难等症状要及时就诊？

因为这些症状可能是肺部放疗引起的不良反应之一，即放射性肺
炎。通常发生于放射治疗过程中及放射治疗后 3 个月内出现的肺损伤称
为急性放射性肺炎，表现为肺部渗出性炎症；3 个月之后发生的称为晚期
放射性肺损伤，表现为肺部纤维化。一般患者出现临床症状的发生率为
5%~15%。急性放射性肺炎需要积极治疗，特别是放射野外肺炎的发生，
因为严重的放射性肺炎合并感染会导致死亡。而放射性肺炎一般是可逆
的，严重的放射性肺炎的致死率为 1%~3%，因此要早发现、早治疗，尽

量在轻度时逆转，避免进展成重度肺炎。患者应对自己的症状引起重视，并及时与主管医生联系，若出现胸闷气急、呼吸困难、发热等症状，要及时行肺部 CT 检查以排除放射性肺炎。若患者确有肺炎，则要积极治疗，主要采用激素和抗生素治疗。

09 肺癌脑转移患者脑部应该如何放疗？

在颅内恶性肿瘤中，转移性肿瘤占 70%~90%。恶性肿瘤患者的脑转移发生率为 20%~40%，其中原发灶为肺癌的患者最多，占 40%~50%。为什么肺癌患者容易发生脑转移呢？因为肺的血供和淋巴非常丰富，癌细胞极易侵入附近的小静脉、毛细血管及淋巴管网形成瘤栓进入血液及淋巴液循环；同时，由于肺血管与椎静脉之间常有吻合支，所以脑部得到癌栓的机会较多；另有研究表明，肺癌细胞对中枢神经系统有特别的亲和力，更容易导致肺癌脑转移。

对于肺癌脑转移患者，需要行脑部放疗。现在的脑部放疗技术主要有以下几种。

（1）对于单发的脑转移瘤，可以行立体定向放疗。

（2）对于 3 个及以内的脑转移病灶，可以行伽玛刀。

（3）对于多发的脑转移，有经济条件者可以使用射波刀或全脑放疗。由于全脑放疗会损伤海马区，导致患者的记忆力、认知功能障碍，所以可以行 TOMO 的海马保护，以保护患者的记忆力并减轻认知障碍的程度。

⑩ 肺癌患者放疗为什么有的一天1次，有的一天2次?

　　总有患者及家属询问为什么有的患者一天放疗2次，而自己却是一天放疗1次？临床上，一天放疗1次称为常规分割，一天放疗2次称为超分割，这是由疾病本身决定的。超分割是小细胞肺癌患者用到的放疗技术，但也不是每个小细胞肺癌患者都会使用超分割技术，这跟患者的肿瘤大小、淋巴结多少、靶区大小有关，太大的靶区不适合超分割治疗，因为超分割的放疗不良反应较常规分割更大，气管、食管的急性黏膜损伤会相应增大，放射性肺炎的发生率也会增加，所以医生要严格把握适应证，评估患者的身体状况。非小细胞肺癌患者一般不用超分割技术，而用常规分割技术，即一天放疗1次。

第七章
乳腺癌的放疗

01. 哪些乳腺癌患者手术后需要放疗?

02. 乳腺癌患者术后辅助放疗的疗程有多长?

03. 乳腺癌患者术后辅助放疗什么时候开始合适?

04. 乳腺癌患者每次放疗大概需要多久?

05. 为什么乳腺癌患者术后放疗需要照射颈部?

......

01 哪些乳腺癌患者手术后需要放疗？

行根治术或改良根治术后原发肿瘤最大直径 ≥ 5cm，或肿瘤侵及乳腺皮肤、胸壁；局部和区域淋巴结复发高危的患者，即 T3 及以上或腋窝淋巴结阳性 ≥ 4 个；T1、T2 有 1~3 个淋巴结阳性。出现以上情况同时含有下列一项高危复发因素的乳腺癌患者可以考虑术后放疗：①年龄 ≤ 40 岁；②激素受体阴性；③淋巴结清扫数目不完整或转移比例大于 20%；④ Her–2/neu 过表达等；⑤保乳术后原则上都具有术后放疗指证，但 70 岁以上的 I 期激素受体阳性患者可以考虑选择单纯内分泌治疗。

02 乳腺癌患者术后辅助放疗的疗程有多长？

根据乳腺癌患者的具体情况不同，其总疗程可以短至 1 周，也可以长达 6~7 周。

对于少数复发风险很低的保乳术后患者，在经放疗科医生综合评估后，可以实施 1 天 2 次、总疗程 1 周的加速放疗方案，也称为部分乳腺短程照射。

对于绝大多数没有淋巴结转移的保乳术后患者，有两种疗程可以选择。第一种为 3 周的短疗程（大分割方案），再加上不同组合的瘤床加量，总计不超过 4 周；第二种为 5 周（常规分割方案），再加上不同组合的瘤床加量，总计不超过 7 周。长疗程和短疗程在疗效方面没有差别，但短疗程的不良反应略小。

对于有淋巴结转移的患者，无论是保乳术后还是乳房切除术后，目前最常使用的是以 5 周为基础的常规分割方案。保乳术后患者的放疗疗程之所以较乳房切除术后患者长，是因为他们通常需要接受瘤床加量放疗。

03 乳腺癌患者术后辅助放疗什么时候开始合适?

对于术后不计划接受辅助化疗的乳腺癌患者，辅助放疗推荐在术后4~8周内开始。对于术后接受辅助化疗的患者，辅助放疗原则上应该在辅助化疗结束后8周内开始，同时放疗开始时血常规和肝肾功能等血液指标应恢复正常，双侧上肢上举、外展等功能基本恢复。目前，对于术后或辅助化疗后推迟放疗开始的时间是否会影响放疗疗效，仍有待考据。但是，对于本来应该接受辅助放疗的患者，即使推迟放疗开始的时间，也对疗效的影响非常小，远远优于不接受放疗而带来的损失。另外，乳腺癌患者在放疗期间不需要中断靶向治疗，并且内分泌治疗在放疗后或放疗前开始都是可以的。

04 乳腺癌患者每次放疗大概需要多久?

乳腺癌患者每次放疗所需时间无法一概而论，通常为10~20分钟，具体时间受以下因素影响。

调强放疗与加速器情况

如使用不同加速器与钴-60照射，放疗时间不同，其中钴-60照射有可能会超过0.5小时。

照射单次剂量

如单次照射剂量较大，则时间可能会超过20分钟。

近距离照射

如乳腺癌术后残留腔可以进行近距离照射，而照射时间可以精确到秒。

乳腺癌改良根治术后

照射时间固定，即每次 10~30 分钟。

05 为什么乳腺癌患者术后放疗需要照射颈部?

锁骨上区是乳腺癌术后区域淋巴结复发的最常见部位。据文献报道，只有腋窝淋巴结 ≥ 4 个的乳腺癌患者锁骨上淋巴结的复发率较高，放疗能显著降低这组患者锁骨上淋巴结的复发率，可由 20% 降至 0%；也有报道表明，其复发率可由 10% 降至 3.2%，并且放疗还能延迟锁骨上淋巴结的复发时间，中位复发间隔由 19.6 个月延长至 45 个月。王淑莲等人通过研究发现，在局部区域复发中，锁骨上区是最易复发的部位。乳腺癌患者未做放疗时，腋窝淋巴结 ≥ 4 个者锁骨上淋巴结的复发率为 42.4%，明显高于腋窝淋巴结 ≤ 3 个者（复发率不到 10%）；放疗后，腋窝淋巴结 ≥ 4 个者锁骨上淋巴结的复发率显著降低（5.3%）。因此，对乳腺癌术后患者行颈部放疗具有重要意义。

06 乳腺癌患者放疗时可以使用内分泌治疗药物吗?

乳腺癌术后放疗同步内分泌治疗与放疗序贯内分泌治疗相比，对晚期不良反应及乳腺癌患者的生存结局无明显影响。不同内分泌治疗药物如他莫昔芬与芳香化酶抑制剂相比，在不同时间联合放疗未增加或降低乳腺癌放疗相关不良反应及生存结局。

氟维司群有放射增敏作用，随着放射剂量的增加，放疗同步氟维司群优于序贯；放疗同步氟维司群的细胞侵袭能力弱于序贯。氟维司群的放射增敏作用与 PI3K/Akt 通路活性相关，可显著提高阻断该通路细胞的放疗敏感性。同时，阻断 PI3K/Akt 通路能够抑制氟维司群、射线及两者联合的 MCF-7 残存细胞的侵袭能力。

另外，有研究表明，抑制 PI3K/Akt、放疗、氟维司群三者联合能够提高放疗及内分泌治疗疗效，抑制乳腺癌细胞的增殖和侵袭能力；应用同步内分泌治疗方式，并未增加放疗引发的不良反应，而且未对总生存率和无进展生存率造成影响。因此，在放疗时，临床医生不应忽略全身治疗，应以最大限度改善预后、保障患者生存质量为原则。

⑰ 乳腺癌患者放疗有哪些常见不良反应？

乳腺癌患者的放疗不良反应主要分为短期和长期不良反应。

短期不良反应最常见的是疼痛，表现为照射时间推移后，乳房周围及肩关节周围出现疼痛。同时，皮肤损伤也是乳腺癌患者放疗较常见的不良反应，几乎所有人都存在，主要表现为皮肤颜色改变、脱皮，严重者甚至可出现水疱和疼痛。另外，还有肿胀、局部腋毛脱落，以及疲劳等全身症状。一部分患者乳房照射会在主动脉区域，可能会出现贫血或白细胞下降。

长期不良反应主要是指乳腺癌患者放疗结束后数月甚至数年出现的不良反应，最常见的是淋巴水肿，可导致手臂肿胀。

08 乳腺癌患者放疗时怎么保护皮肤?

（1）在治疗期间，乳腺癌患者需要保持放疗区域皮肤干燥，即便是在夏季，也应该尽量保持放疗部位的皮肤通风，避免在阳光光照强烈时出门，防止在烈日下直晒。

（2）保持宽松着装，如穿棉质、柔软、宽大、吸湿性强的衣裤，减少放疗部位皮肤的摩擦。

（3）使用温和的洗浴用品，照射野皮肤处宜用温水和柔软的毛巾以轻轻按压的方式清洗，忌用肥皂，不可随意涂抹药物及护肤品，包括乙醇、碘酒等。

（4）注意手部卫生，在接触放射野皮肤前后要勤洗手、勤剪指甲，皮肤脱屑期切勿用手撕剥，避免挠抓放射野皮肤。

另外，乳腺癌患者放疗期间常用的保护皮肤药物有以下几种。

医用射线防护喷剂

主要清除射线在皮肤表面产生的自由基。在放疗前后应用，主要作用是预防放射性损伤，减缓放射性皮肤损伤加重。

三乙醇胺乳膏

主要用于放疗后产生的继发性红斑。仅应用于轻中度的皮肤反应，无预防作用，皮肤感染后不适用。

重组人表皮生长因子外用溶液

作为一种多肽类细胞生长因子，它具有促进鳞状上皮、血管内皮等多种细胞生长和调节蛋白质合成的作用，从而加速创面愈合，适用于已经破溃的皮肤。

·抗生素软膏

主要用于局部皮肤破溃后感染。部分对射线敏感体质的中重度患者，需要根据医嘱静脉滴注抗生素来缓解不良反应。

09 左侧乳腺癌患者放疗时怎么预防心脏损伤?

近几十年来，放疗一直是治疗乳腺癌的一种非常有效的疗法，但它也有一定的不良反应，如可能导致心脏受损，引起心脏病发作等。而呼吸门控技术可以在靶向治疗癌细胞的同时保护心脏。美国西达赛奈医疗中心综合癌症研究所放射肿瘤学家 Amin J. Mirhadi 博士说："这个治疗从深呼吸开始。当你吸气时，你的整个心脏会被肺部推开。它将乳房推移至离心脏较远的位置，这时发出的射线对健康器官和组织的影响可以降到最低。"这是治疗左侧乳腺癌的黄金标准。这种技术适用于任何分期的乳腺癌患者。接受这种治疗的患者需要平躺，并将手臂悬在支架上。医生在患者口中放入一个呼吸装置，以确保患者能够监测自己的呼吸并提供准确的反馈。设置完成后，治疗射线会在几分钟内发出。

近日，浙江医院放疗中心依托全新高精直线加速器平台和光学体表追踪系统，成功开展数例乳腺癌深吸气屏气（DIBH）门控放疗新技术，最大限度地保护乳腺癌放疗患者的心脏、健侧乳腺和肺部组织。浙江医院肿瘤科、放疗科主任吴稚冰主任医师介绍，DIBH 是一种前瞻式自主呼吸控制技术，通过训练患者深吸气屏气增加肺体积，将乳腺治疗区域和心脏之间分离开一段距离，利用这段距离达到使治疗用高剂量放射线快速衰减的目的。它在提高乳腺区域治疗精度的同时，可大幅度降低心脏受到的辐照剂量，并降低治疗后心脏疾病的发生风险。同时，深吸气屏气状态下健侧肺部体积显著增加，也可一定程度降低肺组织受到的辐照剂量，为乳腺癌患者放疗后长期无不良反应预后生存保驾护航。DIBH门控放疗技术可使心脏受辐照剂量降低 50% 以上、冠状动脉受辐照剂量降低 50% 以上，并且肺组织和对（健）侧乳腺受辐照剂量均有不同程度降低。

⑩ 乳腺癌患者放疗后的护理准则是什么？

充足休息

乳腺癌患者放疗后应注意多休息，通过调整作息、保证充足的睡眠时间可以减轻身体的负担。很多患者过度劳累，长时间没有休息，很容易影响内分泌，同时会加速疾病发展。另外，本身放疗已经让患者身体处于疲劳的状态，如果再加上过度劳累、休息时间不充足，则很容易使免疫功能下降，导致身体的恢复速度变慢，因此要避免这种情况发生。

保持良好心态

乳腺癌患者放疗后在护理过程中还应该注意心态调节。因为良好的心态是让疾病得到控制的关键，很多患者放疗后因出现不良反应而感到痛苦，可能会有负面情绪产生。这时就需要从调整心态入手，家人和朋友应给予鼓励，让患者保持良好心态。

巩固用药

乳腺癌患者放疗后应注意巩固用药。患者通过药物巩固治疗，可以控制疾病发展，提高生活质量，改善放疗后身体受到的伤害。

⑪ 乳腺癌患者放疗完成后需要定期检查吗?

当然需要。任何治疗都不是一劳永逸的,恶性肿瘤危及人体健康和生命的原因在于复发和转移。复发是指原发部位如胸壁(乳腺全切术后)或乳腺组织(保乳术后),再出现类型相同的癌组织。转移是指远处部位出现转移病灶,如乳腺癌可能出现的远处转移部位有骨、肺、肝等。因此,为了及时发现复发或转移等情况,乳腺癌患者放疗后需要定期检查,争取早发现、早治疗,以获得最佳的疗效。

第八章
胃癌的放疗

01. 胃癌患者术后为什么有的需要放疗，而有的不需要？

02. 为什么胃食管结合部癌患者更倾向于术前放化疗？

03. 伴有肿瘤出血的晚期胃癌患者，放疗有用吗？

04. 胃癌患者为什么有的定位时间长，有的时间短？

05. 胃癌患者放疗期间的饮食应注意什么？

......

01 胃癌患者术后为什么有的需要放疗，而有的不需要？

对于根治性手术治疗的胃癌患者，术后放疗与否和患者接受的淋巴结清扫术密切相关。术后放疗有可能降低淋巴结转移数目较多患者的局部复发率。此外，对于切缘阳性或切缘不足、肿瘤残余的胃癌患者，也可考虑术后辅助放疗。

02 为什么胃食管结合部癌患者更倾向于术前放化疗？

目前，放疗在胃癌围手术期（指患者手术前、手术中和手术后的一段时间）治疗中的作用仍存在争议。现有几项大型临床研究证实，放疗在局部晚期胃食管结合部癌的围手术期治疗中有一定获益。因此，在该部分人群中，各大指南均建议胃食管结合部癌患者行术前放化疗。

03 伴有肿瘤出血的晚期胃癌患者，放疗有用吗？

晚期胃癌患者肿瘤出血的最常见初始止血程序是使用各种材料的内窥镜止血。然而，即使在初始止血后，也经常观察到胃癌的再次出血，并且癌症出血患者的再出血率往往高于良性溃疡出血患者。此外，内窥镜手术的效果受病变位置、病变大小和出血类型（大量或弥漫性）的限制。由于晚期胃癌的肿瘤出血通常发生在不受控制的浸润性胃肿块患者中，所以内窥镜手术可能无法有效实现长期的出血控制。

经导管动脉栓塞是晚期胃癌患者肿瘤出血的另一种治疗选择，常用于内窥镜止血失败后。然而，它有一些潜在的技术限制，如难以确定准确的出血部位、难以明确动脉出血，以及受制于医生技术水平的高低等。因此，经导管动脉栓塞术对胃癌出血患者的疗效也有限。

而放疗对初始出血控制率较高，这可能源于放疗在逆转肿瘤负荷方面的直接作用。

04 胃癌患者为什么有的定位时间长，有的时间短？

胃在体内由于呼吸动度及本身蠕动的原因，其移动度是比较大的。为了能更精准地把握各个时相胃的位置，在定位扫描时常采用 4D-CT 扫描技术，以获得更为全面的胃及周围组织的动态图像，使靶区勾画更为精准，减少运动带来的伪影，同时减少正常组织不必要的照射，并减轻放疗所致的不良反应。但该技术因为要收集多个时相的信息，所以扫描时间长于常用的静态扫描。因此，对于不同的胃癌放疗患者，定位时间长短各异。

05 胃癌患者放疗期间的饮食应注意什么？

胃是人体最重要的消化器官，胃癌患者营养不良的发生率是所有肿瘤中最高的，而营养不良会直接或间接影响胃癌患者的预后，因此营养支持对胃癌患者至关重要。

胃癌患者放疗期间的饮食需要注意以下几点。

（1）保证营养均衡，碳水化合物、蛋白质、脂肪三大营养素合理搭配。

（2）食物烹饪以蒸煮为主，避免油炸刺激；以清淡为主，避免辛辣刺激；以流质和半流质为主，避免粗纤维食物；进食以少量多餐为宜，不可一次性贪多。

（3）由于患者放疗期间会出现恶心、呕吐、泛酸等消化道症状，所以应避免放疗前过多进食或放疗后立即进食，以免诱发不适。

06 胃癌患者放疗期间需要特别关注身体哪些方面的异常？

胃癌患者上腹部放疗的常见不良反应有恶心、呕吐、腹痛、腹胀等。若患者出现较严重的消化道反应，尤其是突发腹部或胸骨后剧痛、呕血等，应及时告知医务人员，进行相应处理。同时，还需要关注每日大便的颜色、性状，以及体重变化、体力状况的改变等。另外，患者在放疗期间需要每周进行血常规及肝肾功能检验，以评估放疗的不良反应。

07 胃癌患者术后出现单纯的腹腔淋巴结复发该怎么办？

胃癌患者胃切除术后，复发单纯的腹腔淋巴结在临床实践中并不常见。由于胃癌的生物学行为不同，以及腹腔淋巴结复发的复杂性，目前缺乏高水平临床证据的治疗方案。在大多数情况下，胃癌患者胃切除术后的复发由于再次切除的可能性低和术后并发症，被认为是不适合二次手术的。随着全身治疗和放疗技术的发展，已有多个临床研究表明，采用放疗联合化疗可成功治疗腹部复发，并且局部控制和生存改善与放疗剂量的增加有关。

⑧ 不能手术且伴有远处转移的胃癌患者，局部治疗原发灶有用吗？

历史分析表明，有 34% 的胃癌患者在首次确诊时，癌细胞已经扩散到其他部位。这意味着约 30% 的患者被诊断为远处转移性胃癌。化疗一直是治疗远处转移性胃癌的标准治疗，但局部治疗胃原发灶对远处转移性胃癌患者的影响仍然存在争议和复杂性。手术和放疗可能与远处转移性胃癌患者的生存改善有关，但不能排除由于疾病程度和身体状况造成的混杂因素，导致这两种治疗手段对远处转移性胃癌的价值仍不明确。

第九章
肝胆肿瘤的放疗

01. 肝细胞癌的分期有哪些，总体治疗策略是什么？
02. 肝细胞癌的治疗模式有哪些？
03. 哪些肝细胞癌患者可以放疗？
04. 常用的肝癌放疗方式有哪些？
05. 为什么肝癌患者放疗需要联合介入、射频、手术等治疗手段？
......

01 肝细胞癌的分期有哪些，总体治疗策略是什么?

肝细胞癌的分期对于预后评估、治疗方案的选择至关重要。我国结合具体国情及实践积累，依据患者的一般状况、肝肿瘤病情及肝功能情况，建立了肝细胞癌的分期方案（CNLC）。肝脏储备功能良好的CNLC Ⅰa 期、Ⅰb 期和Ⅱa 期肝细胞癌，是手术切除的首选适应证。对于 CNLC Ⅱb 期肝细胞癌患者，在多数情况下手术切除疗效并不优于肝动脉栓塞化疗（TACE）等非手术治疗。而对于Ⅲ～Ⅳ期肝细胞癌患者，治疗以 TACE、放疗和药物治疗等综合治疗为主，当然也有部分患者经上述治疗后，转化为可切除疾病，最终获得根治性手术的机会。

02 肝细胞癌的治疗模式有哪些?

局部治疗

局部治疗包括手术切除、消融治疗和放疗。消融治疗包括射频消融、经皮乙醇注射、冷冻消融以及微波消融。这些方式可以通过经皮、腹腔镜或开放方法进行。局部区域或所谓的动脉定向治疗包括经动脉栓塞术（TAE）、经动脉化疗栓塞术（TACE）、药物洗脱珠（DEB）–TACE、经动脉放射性栓塞（TARE）与钇 –90 和肝动脉灌注化疗（HAIC）。

全身治疗

全身治疗包括化疗、靶向治疗和免疫治疗。

⑬ 哪些肝细胞癌患者可以放疗？

CNLC Ⅰa、部分Ⅰb期肝癌患者，如无手术切除或局部消融治疗适应证或不愿接受有创治疗，可考虑采用肝癌立体定向放疗作为手术的替代治疗手段。

CNLC Ⅱa、Ⅱb、Ⅲa期肝癌患者，可适当采用 TACE 联合外放疗，以改善局部控制率、延长生存。CNLC Ⅲb期肝癌患者的部分寡转移灶，可行 SBRT 放疗，延长生存；外放疗可减轻淋巴结、肺、骨、脑或肾上腺转移所致疼痛、梗阻或出血等症状。部分患者放疗后肿瘤会缩小，可获得手术切除机会。另外，外放疗还可用于肝癌肝移植术前桥接治疗或窄切缘切除术后的辅助治疗。放射性粒子植入（内放疗）是局部治疗肝癌的一种方法，可有选择性地治疗肝内病灶、门静脉癌栓、下腔静脉癌栓和胆管内癌或癌栓。

⑭ 常用的肝癌放疗方式有哪些？

肝癌放疗主要分为两大类型，一为外放疗，是利用放疗设备产生的射线从体外对肿瘤照射；二为内放疗，是利用放射性核素，经机体管道或通过针道植入肿瘤内，产生由内而外的射线来照射肿瘤。前者的主要照射技术包括调强放射治疗（IMRT）、立体定向放射治疗（SBRT）、图像引导放射治疗（IGRT）、螺旋断层放射治疗（TOMO）。后者包括 ^{90}Y 微球疗法、^{131}I 单克隆抗体、放射性碘化油、^{125}I 粒子植入等，其中粒子植入技术包括组织间植入、门静脉植入、下腔静脉植入和胆道内植入。此外，氯化锶（Sr^{89}）发射出 β 射线，可用于靶向治疗肝癌骨转移病灶。

05 为什么肝癌患者放疗需要联合介入、射频、手术等治疗手段?

中晚期肝细胞癌患者的治疗失败率较高,肝癌切除术后 5 年肿瘤复发率超过 50%,射频术后复发率可达 80%。这种高复发率包括接受 TACE 或其他一些单一局部治疗方式的患者,说明结合不同的局部治疗可能会改善治疗结果。值得注意的是,肝内复发是肝癌最常见的复发模式。不同的国际肝细胞癌治疗指南根据不同的观点和分类系统提供了治疗建议。放疗是一种众所周知的局部治疗方式,用于治疗多种类型的癌症,包括肝细胞癌。肝癌患者中,除了部分患者有手术机会外,绝大部分患者在确诊时已经失去了手术机会。对于有手术机会的肝癌患者,其中一部分患者由于病变邻近大血管导致手术切缘不够,所以需要在术前或术后做放疗以降低局部复发率。而对于 85% 以上的没有手术机会的肝癌患者,更多地选择了非手术治疗。常用的非手术治疗有介入治疗或肝动脉栓塞化疗。对于这些肝癌患者,因为其有肝动脉供血的同时,还有门脉供血,在介入治疗后虽阻断了肝动脉供血,但是门脉供血还有部分残留,仍能促使肿瘤生长,所以这些患者也是有放疗适应证的。另外,对于一部分小肝癌患者,经射频消融治疗后,肿瘤边缘复发,或因肿瘤邻近大血管,射频治疗疗效欠佳,同样也可以进行放疗或放疗联合射频消融治疗。

06 肝细胞癌门静脉癌栓的放疗价值如何?

10%~40% 的肝细胞癌患者在诊断晚期病变时,主要是因为门静脉肿瘤侵袭。这些患者尽管根据指南进行了全身治疗，但预后仍通常较差。肝脏立体定向同步放化疗治疗门脉癌栓，可缩小肿瘤病灶，提高门脉癌栓的切除可能性。当然，在综合治疗前，医生还需要进行多学科讨论，以确定合理的治疗方案。

⑦ 肝细胞癌患者放疗的主要严重并发症是什么？

放射性肝病（RILD）是肝脏外放疗的剂量限制性并发症。严重的放射性肝病，死亡率很高。其可分为典型性和非典型性两种：①典型RILD：碱性磷酸酶（AKP）升高 > 2 倍正常值上限，无黄疸性腹腔积液、肝肿大；②非典型 RILD：AKP > 2 倍正常值上限，丙氨酸转氨酶 > 正常值上限或治疗前水平 5 倍，肝功能 Child-Pugh 评分下降 ≥ 2 分，但是无肝肿大和腹腔积液。

⑧ 胆道系统肿瘤患者放疗的适应证有哪些？

胆道系统肿瘤的治疗原则总体来说以手术为主，其他治疗为辅。由于解剖部位的关系，胆囊癌及肝门部胆管癌患者根治性切除的概率较低。即使行根治性手术，术后也容易复发转移。因此，可对这部分患者进行术后辅助放疗，以提高局部控制率，改善生活质量，延长生命。另外，术后切缘阳性、姑息性切除、无法手术、术后复发等情况，也属于放疗的适应证。

09 不能手术的肝内胆管癌患者放疗有效吗?

肝内胆管癌是一种侵袭性疾病,是第二大常见的肝脏恶性肿瘤,其发病率在全球范围内在逐年增加。手术被认为是一种肝内胆管癌患者潜在的选择,总体 5 年生存率为 25%~30%。对于不可切除的肝内胆管癌患者,放化疗是可选的治疗方案。立体定向放射治疗(SBRT)可以在对周围组织照射最少的情况下向肿瘤输送消融剂量。肝内胆管癌由于通常远离连续器官(如胃肠道),所以特别适合采用 SBRT 治疗。

10 肝外胆管癌患者术后放疗有价值吗?

肝外胆管癌患者约占所有胆管癌患者的 75%。肝外胆管癌患者的 5 年总生存率为 2%~30%,具体取决于分期。根据解剖位置,肝外胆管癌可进一步分为肝门部胆管癌和远端胆管癌。手术是治愈本病的唯一机会,但据报道,只有不到 1/3 的患者在诊断时被认为具有可切除性。同步放化疗可改善肝外胆管癌患者的生存期,降低局部复发,尤其是切缘阳性的患者,但还需高质量的临床研究来确定术后放疗的价值。

11 胆囊癌患者术后需要放疗吗?

多个临床研究结果表明,对于侵犯外膜或伴有淋巴结转移的局限期胆囊癌患者,术后放化疗具有适度的早期生存优势,但需大型的随机对照临床试验来证实。

第十章
胰腺癌的放疗

01. 哪些胰腺癌患者需要放疗?

02. 肝、胆、胰肿瘤放疗期间容易出现哪些并发症?

01 哪些胰腺癌患者需要放疗？

胰腺癌的根治性治疗手段为手术，但是术后复发率较高。另外，约80%的患者在确诊时已失去手术机会。放疗作为重要的局部治疗手段，在不同分期的胰腺癌治疗过程中扮演着重要的角色。

胰腺癌放疗的适应证主要包括身体情况不能耐受手术或不愿意接受手术风险和手术创伤的可切除胰腺癌；术后切缘阳性或肿瘤残存的胰腺癌；交界可切除的患者行术前新辅助放疗，争取后续根治性手术机会；局部晚期胰腺癌无法手术者；晚期胰腺癌镇痛治疗（包括原发病灶导致顽固性腹痛以及骨转移灶引发疼痛）。

02 肝、胆、胰肿瘤放疗期间容易出现哪些并发症？

肝、胆、胰作为重要的消化器官，在放疗过程中可能出现的并发症有以下几方面。

胃肠道损伤

如放射性胃肠炎、肠梗阻、胃肠出血，可能出现腹痛、腹胀、便秘、腹泻、恶心、呕吐、食欲下降、食量下降等症状。

肝脏损伤

如肝功能异常、放射性肝炎、放射性肝坏死，出现食欲减退、厌油腻等不适。

全身反应及造血系统损伤

如乏力、体力状况下降、骨髓抑制等。

皮肤损伤

如皮肤红肿、蜕皮、色素沉着、局部刺痛感、放疗区域弹性变差等。

第十一章
直肠癌的放疗

01. 哪些直肠癌患者需要放疗？

02. 哪些直肠癌患者不宜行放疗？

03. 直肠癌患者放疗前的检查有哪些？

04. 直肠癌患者放疗的流程是什么？

05. 直肠癌患者放疗前后需要注意什么？

......

01 哪些直肠癌患者需要放疗?

（1）术前临床分期为Ⅱ / Ⅲ期（由专业医生判定）的直肠癌患者，需要做术前放化疗。

（2）需要术后放疗的直肠癌患者包括：①切缘阳性；②术后分期为Ⅱ～Ⅲ期（由专业医生判定）；③直肠肿瘤局部切除术后合并以下因素时：肿瘤距切缘＜3mm、肿瘤＞4cm、占肠周＞1/3、T2、低分化、脉管癌栓或神经侵犯。

（3）复发或临床不能切除的直肠癌患者可行术中放疗。

（4）无法切除或拒绝手术或不能耐受手术的直肠癌患者，可行根治放疗。

（5）直肠癌复发或转移的姑息性放疗：①术后盆腔复发，若无法手术且既往盆腔未做过放疗者，可考虑行放疗。②其他部位复发，放疗可作为其中一种治疗手段，配合手术、化疗等。

02 哪些直肠癌患者不宜行放疗?

对于存在肠穿孔、恶病质、骨髓严重抑制的患者不宜行放疗。广泛转移患者除了以姑息治疗缓解症状为目的外，一般不予放疗，具体治疗策略需医生进行多学科讨论后确定。

03 直肠癌患者放疗前的检查有哪些?

放疗前的检查可用来进行病情分期,并指导治疗决策的选择。因此,直肠癌患者应在放疗前完善分期检查。目前,推荐超声内镜、直肠或盆腔 MRI 以及胸、腹、盆 CT 作为直肠癌分期的评价手段,暂不推荐 PET 或 PET-CT 作为常规分期检查。

04 直肠癌患者放疗的流程是什么?

直肠癌患者放疗的流程包括 4 步。

扫描定位(主要指 CT 模拟扫描定位)

(1)体位确定:指决定放疗时采取的姿势。其有利于计划设计及体位重复,减少不良反应的发生。不同部位的放疗体位要求不一样。

(2)固定:包括固定器及模具的固定措施,便于每次治疗时能最大限度地重复相同体位,减少治疗时的摆位误差。

(3)模拟机扫描:包括 CT 模拟机下扫描和常规模拟机下扫描,目的是获取治疗相关部位图像信息,确定放疗区域和需要保护的器官。

放疗靶区勾画

放疗科医生根据相应的规范(术前、术后、姑息放疗有所区别)在模拟扫描图像上勾画需要照射的区域,同时勾画出需要保护的危险器官。

放疗计划设计与审核

　　放疗计划物理师按照放疗临床医生勾画的靶区、治疗剂量和重要器官的限制，使用计算机进行放疗计划的设计，如给予射线治疗的角度、治疗范围的大小和剂量等，并最终合成剂量分布图，从而反映靶区的剂量分布和正常组织器官的受量。这个阶段需要放疗临床医生和物理师共同审核计划、密切配合。此外，放疗计划的修改过程因治疗计划的不同复杂性也有较大差异。

放疗计划执行

　　放疗临床医生和物理师制定好放疗计划后，就可以实施治疗了。首次治疗时，先进行摆位、拍片，无误后才能继续治疗。之后需要定期拍片验证，确保每次治疗时治疗区域的变化在误差允许范围内。

05 直肠癌患者放疗前后需要注意什么？

放疗前

　　（1）了解放射性直肠炎、膀胱炎、肠梗阻、不育等相关并发症，签署知情同意书。

　　（2）育龄期患者有生育要求时，提前行生殖细胞储备。

　　（3）由于放射性直肠损伤，放疗期间可能出现便频症状加重。

　　（4）放疗定位时，需提前 1 小时排尿，其后喝水 800~1000ml，并在后期放疗复位及每次治疗时均采用同样的措施使膀胱充盈度相仿。

　　（5）放疗体位及固定方式：患者采用仰卧位或有孔腹板的俯卧位，体膜固定。

· 放疗中

（1）每周至少复查一次血常规及肝肾功能。

（2）保持皮肤画线和体表激光标记点清晰，照射区皮肤保持清洁干燥，放疗后用温水或含有苯扎溴铵溶液的温水坐浴。

（3）高蛋白、低脂肪、低纤维、适量维生素饮食，戒烟、戒酒，忌食辛辣刺激食物。

· 放疗后

继续每周复查血常规、肝肾功能，保持合理饮食及坐浴（同放疗中）。

06 直肠癌患者放疗期间为什么要同步化疗？

多项临床研究表明，直肠癌术前放化疗较单纯放疗能提高肿瘤降期率、病理完全缓解率以及保肛率。而术后辅助放化疗比单纯放疗有明显提高疾病局部控制率的效果。因此，目前国内外各大权威指南均推荐，对于身体情况较好的直肠癌患者，应行同步放化疗。

07 局部晚期直肠癌患者放疗与手术间隔多久合适？

· 术前放疗与手术的时间间隔

放疗与手术的时间间隔需合理。对于术前放疗而言，放疗结束后盆腔处于充血、水肿状态，过早手术可能会增加手术并发症，但若放疗与手术间隔时间过于延长，放射区域内的纤维化可能会增加手术难度。目前，大部分研究支持术前放疗与手术的时间间隔为 5~12 周。

·术后放疗与手术的时间间隔

有术后放疗指征的患者，建议在手术恢复后及早开始放疗。一般说来，大便成形、规律后可开始治疗（术后 4~8 周），最迟不超过术后 6 个月，也可以接受"化疗 + 放疗 + 化疗"的形式，这取决于患者术后的病理状况。但是，对于接受腹会阴联合切除术（永久性造瘘）的患者而言，早放疗（术后恢复后立即开始放疗）明显优于晚放疗（术后先接受全部化疗后再行放疗）。

08 为什么建议局部晚期直肠癌患者优选术前放疗而不是术后放疗？

目前，直肠癌术前放疗已被广泛使用。理论上，术前放疗有以下优点。

（1）使肿瘤缩小，而且不能根治性切除的局部晚期直肠癌可以得到根治性切除。

（2）对病灶过于靠近肛门、直接手术不能保肛的直肠癌患者，通过放疗可使肿瘤缩小，明显增加保肛的机会。

（3）对于可切除的直肠癌患者，术前放疗可杀伤肿瘤细胞，降低术中肿瘤细胞扩散的风险。

（4）术前放疗对肿瘤的杀伤效果更强，因为手术破坏了局部血供，使肿瘤内的氧含量下降，导致术后放疗敏感性下降。

第十二章
膀胱癌的放疗

01. 膀胱癌患者手术后需要放疗吗?

02. 膀胱癌患者放疗需要憋尿还是排空膀胱?

03. 膀胱癌患者可以不切除膀胱,只做放化疗吗?

04. 膀胱癌患者放疗最难受的反应是什么?

05. 为什么放疗可以对膀胱癌所致血尿起到止血作用,而又可引起出血性膀胱炎?

......

01 膀胱癌患者手术后需要放疗吗?

有研究表明,接受根治性膀胱切除术的 $pT_{3\sim4}$ 期(由专业医师判定)膀胱癌患者,仍有约 60% 的患者出现治疗失败,其中 34% 为局部复发。是否有淋巴结转移及外科手术切缘的状况是局部复发的危险因素。局部复发最常见的部位是膀胱肿瘤瘤床,其次是髂内、髂外血管淋巴结区。因此,对于接受根治性膀胱切除术的 $pT_{3\sim4}$ 期、有淋巴结转移或外科手术切缘阳性 / 切缘不足的膀胱癌患者,建议术后行辅助放疗。

02 膀胱癌患者放疗需要憋尿还是排空膀胱?

肿瘤放疗医生会根据病情决定患者憋尿或是排空膀胱。当需要进行局部膀胱肿瘤照射时,建议患者憋尿,以减小正常膀胱照射体积,减轻膀胱放疗反应。而当需要进行全膀胱照射时,建议患者排空膀胱,以减小放疗区的总体积和放疗区外正常组织受到照射的体积,减少正常组织的放疗反应。

03 膀胱癌患者可以不切除膀胱,只做放化疗吗?

对于可切除的局部早期或中期膀胱癌患者,以及想保留膀胱或不能耐受手术的膀胱癌患者,可采取手术治疗(局部切除,不做全膀胱切除)、化疗和放疗的综合治疗。一般不采用单纯放疗,而选择联合化疗。患者治疗方案的选择适应证必须严格控制,并要积极配合医生的治疗与随访。

对于肿瘤侵犯周边器官的膀胱癌（局部晚期）患者，此时手术难以治愈，故以姑息性放化疗为主，一般不首选手术治疗。

Ⓞ4 膀胱癌患者放疗最难受的反应是什么？

膀胱癌患者放疗最难受的反应是放射性膀胱炎。放射性膀胱炎常见的症状有尿频、尿急、尿痛，严重时可有血尿。根据盆腔放疗开始的时间，放射性膀胱炎有急性（在放疗后的前3个月内发生）和慢性（症状在急性期之后发展）之分。慢性放射性膀胱炎可能需要数年甚至数十年才能出现。一般来说，放射性膀胱炎的急性反应通常是轻微的且有自限性，很少需要治疗或不需要治疗。而血尿是膀胱放疗的晚期反应，也是最常需要泌尿科医生治疗的症状。

Ⓞ5 为什么放疗可以对膀胱癌所致血尿起到止血作用，而又可引起出血性膀胱炎？

放疗对尿路上皮肿瘤有双重作用，一是放疗后不久，尿路内皮细胞发生损伤，导致中、小血管破裂或血栓形成，长期影响可出现微血管网络消失等；二是放疗可导致血管收缩和血小板聚集，抑制纤维蛋白溶解。这两种作用都可减少膀胱肿瘤导致的出血。因此，放疗治疗膀胱癌引起的血尿疗效尚佳。

然而，出血性膀胱炎是膀胱的弥漫性炎症状态，可作为放疗、化疗或感染的并发症发生。它可能导致膀胱黏膜出血，临床上表现为血尿，是一种相对少见但严重的放疗并发症。膀胱的放射损伤直到放疗开始6个月后才在临床上表现明显。受照射的组织会受到损伤，导致显微闭塞性动脉内膜炎和进行性动脉病，使受影响的组织细胞减少、血管减少并缺血。缺血性膀胱黏膜可引起黏膜溃疡和出血。此外，有的出血可能是由于结构薄弱且易破裂的血管形成引起的。因此，放疗也可能会引起膀胱出血。

临床上，肿瘤放疗医生会在治疗膀胱癌血尿和导致出血性膀胱炎分别所需的放疗剂量上作出权衡。

第十三章
精原细胞瘤的放疗

早期精原细胞瘤患者术后有哪些治疗方案?

早期精原细胞瘤患者术后有哪些治疗方案?

睾丸生殖细胞肿瘤患者占所有男性恶性肿瘤患者的 1%~2%，其中 60% 是精原细胞瘤患者。在该组患者中，约 80% 的患者处于疾病 I 期，约 15% 处于 II 期。根治性睾丸切除术是睾丸精原细胞瘤的基本治疗选择，只在有大量播散性肿瘤和明确的肿瘤标志物水平升高时需要立即化疗。长期以来，术后放疗一直被认为是早期睾丸精原细胞瘤的标准治疗方法。然而，最近有正在考虑替代术后放疗的策略，如主动监测和使用卡铂的术后化疗。但由于精原细胞瘤有局部复发的趋势，所以精原细胞瘤术后的治疗策略需要专业医生同患者一起慎重讨论后作出决定。

此外，由于早期睾丸精原细胞瘤术后复发和远处转移的概率很低，所以在术后不进行任何治疗而只进行密切复查也是一种选择，这尤其适用于需要生育的男性患者。

第十四章
前列腺癌的放疗

01. 前列腺癌患者放疗时需注意什么?

02. 哪些前列腺癌患者需要根治性外放疗?

03. 为什么前列腺癌患者有的直接做放疗,而有的
    要先进行内分泌治疗?

04. 如何评价前列腺癌根治性放疗后的效果?

05. 前列腺癌患者放疗后要复查吗?

    ......

01 前列腺癌患者放疗时需注意什么?

放疗前与主治医生沟通

了解病情和放疗的利弊及疗程、流程步骤、注意事项等,增强治疗信心,避免过度紧张和焦虑情绪,并做好饮食调整、肠道排空、膀胱充盈等准备。

饮食调整

尽可能避免腹胀、腹泻、便秘等情况发生,以防影响放疗的精准度。尽量吃营养均衡、易消化的食物,忌食产气较多的食物(如红薯等)。避免便秘,必要时可以使用药物治疗便秘。

直肠准备

直肠的充盈与排空对前列腺癌放疗至关重要,因为放疗时的直肠状态关系到放射性直肠炎的发生率。每次放疗前,患者应尽量排空直肠,必要时可以使用开塞露等药物帮助排空直肠。

膀胱准备

膀胱的充盈与排空对前列腺癌放疗也很重要,因为维持放疗时的膀胱充盈是降低放射性膀胱炎的重要措施。放疗前适量饮水,若放疗时存在尿意,则说明膀胱具有一定的充盈度。

02 哪些前列腺癌患者需要根治性外放疗?

根治性外放疗是前列腺癌治疗的主要手段之一。对于预期寿命 ≥ 20 年的极低危险度和预期寿命 ≥ 10 年的低危险度、预后良好的中危险度前列腺癌患者,以及预后不良的中危险度、高危险度、极高危险度和区域淋巴结转移的前列腺癌患者,都可以行根治性外放疗。前列腺癌的危险度判定需由专业医生进行。除根治性放疗之外,是否需联合其他治疗方式,也需由专业医生判断。

03 为什么前列腺癌患者有的直接做放疗,而有的要先进行内分泌治疗?

前列腺癌患者什么时候开始放疗,主要考虑是否行新辅助内分泌治疗及治疗的时间。一些局部晚期前列腺癌患者的前列腺体积较大,经过新辅助内分泌治疗后,可达到缩小前列腺体积的目的,从而再开始放疗,这样可减小放疗时的照射体积,降低正常组织的放疗反应。一般来说,内分泌治疗的前 3 个月,前列腺体积缩小最为显著。

04 如何评价前列腺癌根治性放疗后的效果?

放疗后前列腺特异抗原(PSA)降至最低值,在此基础上上升 ≥ 2ng/ml 是放疗(或放疗联合内分泌治疗)后生化失败的标准定义。若放疗后 PSA 达到的最低值 < 0.5ng/ml,则提示预后良好。

05 前列腺癌患者放疗后要复查吗？

前列腺癌患者放疗后的常规复查项目包括前列腺癌相关的临床表现、血清 PSA 水平和直肠指检。放疗后 5 年之内每 3~6 个月复查 1 次，5 年后每年复查 1 次，同时医生也会根据复查情况，适当增加复查频率。对于无症状、直肠指检阴性、PSA 控制良好的前列腺癌患者，可考虑在放疗结束后 6~12 个月复查盆腔磁共振，以了解肿瘤消退情况。

06 为什么前列腺癌患者手术后还要放疗，放疗的时机是什么？

在接受根治性前列腺切除术的前列腺癌患者中，具有 $pT_{3\sim4}$（根据病理医生判断）、淋巴结转移、切缘阳性等特征的患者，相对有更高的生化复发、临床疾病进展和肿瘤特异性死亡率。因此，这部分患者要接受术后放疗，其中切缘阳性患者做术后辅助放疗获益最大。通常在前列腺癌根治术后 1 年内，并且手术并发症明显改善或稳定时进行辅助放疗。如果出现生化复发，但没有远处转移，应尽早进行挽救放疗。有文献报道，当 PSA 水平升高但 ≤ 0.5ng/ml 时进行挽救性放疗，可以获得较好的长期疾病控制，推迟挽救放疗则可能降低放疗疗效。

07 前列腺癌患者放疗时需要联合内分泌治疗吗？

行根治性放疗的前列腺癌患者，根据危险度分级（由专业医生判断），对于极低危、低危、中危预后好的患者，无须联合内分泌治疗；对于中危预后差的患者，在外放疗时应联合 4~6 个月的内分泌治疗；对于高危、极高危患者，外放疗联合内分泌治疗持续时间为 1.5~3 年。另外，对于术后淋巴结转移、术后挽救性放疗的患者，术后放疗需联合内分泌治疗。

08 前列腺癌患者放疗有哪些常见不良反应？

前列腺癌患者的放疗反应分为早期不良反应和晚期不良反应。

早期不良反应

早期不良反应是指从放疗开始到放疗结束后 3 个月内发生的不良反应，主要包括泌尿生殖系统和胃肠道不良反应、骨髓抑制。泌尿生殖系统早期不良反应主要是放射性膀胱炎或尿道炎，常见表现为排尿困难、尿频、尿急、尿失禁、血尿、尿潴留以及小便变细等。这些症状一般为轻至中度，常在放疗结束后 2~4 周缓解。泌尿生殖系统早期不良反应的发生率与放疗前是否有尿路症状有关，放疗前存在下尿路症状的患者出现泌尿生殖系统早期不良反应的概率相对较高。胃肠道早期不良反应主要表现为急性放射性肠炎，这些症状大多可在放疗结束后 2~4 周内恢复到放疗前的状态。前列腺癌患者放疗中发生骨髓抑制的概率较低，但仍需在放疗期间监测血常规。骨髓抑制主要表现为白细胞减少、中性粒细胞下降、贫血和血小板下降等。

晚期不良反应是指放疗结束后 3 个月之后发生的不良反应，主要包括泌尿生殖系统和胃肠道不良反应、勃起功能障碍。泌尿生殖系统晚期不良反应主要表现为尿频、夜尿增多、血尿和尿路狭窄等，发生率为 30%~40%，较严重的不良反应很少见（发生率约为 1%）。大多数患者经保守治疗后症状可缓解，一般在放疗结束后 1~2 年内逐步恢复正常。胃肠道晚期不良反应主要表现为腹泻、肠痉挛、肠溃疡和出血等。在目前的精准放疗技术时代，胃肠道晚期不良反应的发生率已显著降低（约为 20%），较严重的不良反应很少见（发生率低于 3%）。前列腺癌患者放疗后勃起功能障碍的发生率约为 28%，部分患者在诊断前列腺癌前就有勃起功能障碍。

09 前列腺癌患者除了采用近距离放疗，还能进行远距离放疗吗？

近距离放疗是将放射性装置或放射性粒子插入 / 植入肿瘤，安全地提供高剂量射线以消除和缩小肿瘤的放疗技术。近距离放疗的功能是向身体各部位提供长时间和精确的射线，同时最大限度地减少对身体不必要区域的辐射程度。近距离放疗主要有低剂量率和高剂量率两种形式。目前，对前列腺癌患者使用低剂量率近距离放疗已经取得了巨大成功。而高剂量率近距离放疗更适合 T_3 或更高分期的局部晚期前列腺癌患者，它是通过在超声引导下采取手术放置导管进行的。需要注意的是，最近接受过经尿道前列腺切除术的患者不适合近距离放疗，因为会增加辐射影响附近器官的可能性。

⑩ 治疗前列腺癌时可应用免疫检查点抑制剂联合放疗吗?

　　多项证据表明，辐射可以刺激肿瘤免疫微环境，这一概念是将放疗与免疫治疗相结合的关键原理基础。在许多癌症中，免疫微环境从免疫识别／拮抗状态转变为免疫逃逸状态，在这种状态下，免疫系统无法对抗肿瘤。然而，放疗通过不同的过程最终会创造一个促炎微环境，以可能与免疫治疗协同的方式进行免疫激活。不过，目前正在进行的前列腺癌临床试验（包括测试免疫检查点抑制剂与放疗相结合的试验）结果均尚待确定，而且放疗和免疫治疗的最佳时机和顺序对于联合治疗的最大疗效仍然未知。

第十五章
软组织肉瘤的放疗

01. 为什么说放疗是软组织肉瘤成年患者的主要治疗手段之一？

02. 为什么四肢和躯干软组织肉瘤患者有时需要手术联合放疗？

03. 四肢和躯干软组织肉瘤成年患者需要手术和放疗时，是先手术还是先放疗？

04. 四肢和躯干软组织肉瘤成年患者行手术或放疗的时机是什么？

05. 腹膜后软组织肉瘤患者术后需要放疗吗？

......

01 为什么说放疗是软组织肉瘤成年患者的主要治疗手段之一？

放疗是软组织肉瘤成年患者治疗的重要组成部分，可应用于手术前和手术后，以降低可手术的软组织肉瘤成年患者的局部复发风险。同时，放疗在不可手术的软组织肉瘤成年患者原发灶或转移性病灶的姑息治疗中也发挥着越来越大的作用。随着现代放疗技术（如调强放疗、图像引导或立体定向放疗）和其他特殊放疗方式的应用（如术中放疗、近距离放疗或粒子治疗），放疗的适应证已大幅度增加，并使放疗的剂量增加、疗效提高，而且减少不良反应的发生，患者的器官功能也得到了更大的改善。

02 为什么四肢和躯干软组织肉瘤患者有时需要手术联合放疗？

一些权威的研究结果表明，对于原发的、局限性的肢体和躯干软组织肉瘤患者，如果经过专业外科医生评估后，认为手术后的局部复发风险较高，或术前即可预计到病灶靠近切缘导致安全边界不足或手术后发现有肿瘤残留时，再次手术或放疗能降低局部复发率。相对而言，病灶较小（＜5cm）、位置浅表、病理为低级别的软组织肉瘤患者的术后复发风险较低，故从放疗的获益也较低，反之则较高。20世纪80年代以前，局限期软组织肉瘤的治疗标准是截肢手术或根治性切除。而现在，只有不到10%的患者需要截肢。这是因为放疗发挥了很大作用。与截肢手术相比，保留肢体手术联合术后放疗不仅可以保留肢体功能，而且总体生存率相当。另外，与单纯手术（非截肢手术）相比，保留肢体手术联合放疗可降低局部复发的风险。

03 四肢和躯干软组织肉瘤成年患者需要手术和放疗时，是先手术还是先放疗？

主治医生会根据患者的情况和肿瘤特点进行多学科讨论后确定手术是否需要联合放疗。一般来说，如果患者需要手术联合放疗时，先行术前放疗再进行手术，因为术前放疗优于术后放疗。在某些情况下，肿瘤切除后会发现有术前未预计到的不良病理特征，此时就需要行术后放疗。在某些特定的情况下（如无法控制的疼痛或出血、蕈样瘤等），或伤口愈合并发症的风险超过晚期不良反应时，会先切除肿瘤，然后行术后放疗。

放疗通常采用外照射，可分为术前放疗或术后放疗。一项直接比较两种放疗方法的随机试验表明，没有观察到肿瘤学方面的结果有显著差异，但发现不良反应存在明显差异。与术后放疗相比，虽然术前放疗导致主要伤口并发症的发生率翻了一番，但其他不良反应尤其是晚期放疗毒性都减少了。这点更应该受到关注，因为纤维化、水肿和关节僵硬等晚期不良反应可能会严重影响患者的长期功能。晚期放疗毒性的降低可能与术前放疗使用较小的照射体积（由于病灶明确，所以放疗的靶体积也更为明确）和较低的放疗剂量有关。而最近的一项荟萃大型分析表明，使用术前放疗可显著提高局部控制率和生存率。因此，目前的软组织肉瘤治疗指南越来越支持使用术前放疗，但放疗的最佳时机还需要单独评估。

04 四肢和躯干软组织肉瘤成年患者行手术或放疗的时机是什么?

如果做了术前放疗,手术建议在放疗结束后 4~6 周内进行。如果先做了手术,则术后放疗应在伤口充分愈合后,一般在术后 6 周内开始。

05 腹膜后软组织肉瘤患者术后需要放疗吗?

对于腹膜后软组织肉瘤患者,如果可手术完全切除肿瘤,一般不做术后放疗。理论上来说,腹膜后软组织肉瘤在许多方面与四肢软组织肉瘤不同。它们通常表现为与重要器官直接相邻的大肿块,并且没有明确定义的解剖学分区,这使外科医生获得足够切缘的广泛切除变得困难。因此,腹膜后软组织肉瘤患者的局部复发率和总生存率明显低于四肢和躯干部位软组织肉瘤患者。基于这些特征,腹膜后软组织肉瘤的治疗存在手术联合术前放疗的明确理由。然而,众多临床研究结果显示,术前放疗的加入虽然不会导致严重的不良反应或使术后主要并发症的发生率明显增加,但也不会对总生存率有明显好处。换句话说,术前放疗的存在与否,总体治疗的不良反应和疗效都相差不大。对于术后放疗而言,由于肿瘤邻近危险器官的复位(术前因被肿瘤挤压而引起的器官移位,术后则恢复原位),反而使危险器官在术后放疗时受到很大程度的辐射,所以为保证邻近危险器官处于较低的辐射剂量,瘤床受到的放疗剂量也较低,而这并不利于肿瘤的局部控制。因此,主流的软组织肉瘤治疗指南越来越不鼓励术后放疗。但在局部复发风险高的情况下,也可选择术后放疗(这种情况主要是指一些部位特殊、局部复发风险高、挽救性手术不可行的患者，并且放疗范围要明确、治疗风险较小）。这需要手术医生、放疗医生和患者之间共同探讨与权衡。

06 头颈部软组织肉瘤患者手术后需要放疗吗？

软组织肉瘤很少位于头部和颈部区域（占 5%~15%），这可能是由于头颈部区域的解剖学特殊性，肿瘤往往紧贴重要的器官结构，故这类患者很少允许进行大切缘的切除。因此，与身体其他部位的软组织肉瘤患者一样，放疗经常被用作头颈部软组织肉瘤手术的辅助治疗手段，以改善局部控制。然而，由于放疗的使用主要是根据头颈部其他肿瘤的治疗经验，所以在术后应用较为多见。目前，对于恶性程度较高的头颈部软组织肉瘤患者，应充分考虑围手术期放疗（即术前或术后放疗），而对于切缘阳性的患者，无论恶性程度如何，均应考虑手术联合放疗。

07 不能手术切除的软组织肉瘤患者可以 放疗吗？

手术切除后，加或不加围手术期放疗是绝大多数局限期软组织肉瘤患者的治疗选择，并且具有较高的治愈性。然而，在某些情况下，手术可能不可行，如在技术上不可切除的病变（通常位于四肢之外）或在医学上不适合进行大手术的患者。在这些情况下，根治性放疗应被视为可替代的局部治疗，但放疗可能无法取代可完全切除的手术。

08 对于软组织肉瘤出现远处转移的病灶，放疗有意义吗？

即使在原发灶获得最佳治疗的情况下，仍有 25%~40% 的软组织肉瘤患者会发生远处转移。肺部转移是最常见的远处转移部位（占70%~80%），其次是骨、肝和脑。在有远处转移的情况下，软组织肉瘤患者的主要治疗方式是全身治疗，但越来越多的证据表明，局部消融治疗至少在转移性病灶非常少时是有益的，这使治疗方式普遍转向积极的局部治疗。除了手术、射频或微波消融外，局部消融治疗的另一项技术是立体定向放疗（SBRT）。这项技术通过少数放疗次数（通常为 1~8 次）向小体积病灶提供大剂量的辐射，从而产生很高的生物有效剂量（即所谓的消融）。而对于不适合 SBRT 的软组织肉瘤患者，局部姑息性减症放疗也是有益并值得建议的。

09 未来软组织肉瘤放疗可能有哪些新变化？

软组织肉瘤放疗的未来研究方向包括在围手术期方法中使用更方便、更短的放疗次数，尤其是在放射敏感的软组织肉瘤中，以及在术前或根治性治疗中引入质子或碳离子等粒子束，旨在增加局部控制并降低放疗的不良反应。此外，目前的一些初步临床试验表明，将放疗与靶向药物或免疫检查点抑制剂相结合，可进一步评估这些药物治疗对放疗的增敏作用。现今，越来越多的证据进一步表明，有必要根据组织学亚型来调整放疗策略，而不是"一刀切"的做法，这突出了基于该疾病的罕见性在未来试验中进行密切多中心合作的必要性。

第十六章
皮肤肿瘤的放疗

01. 常见的皮肤恶性肿瘤有哪些?

02. 皮肤癌患者的放疗类型有哪些?

03. 皮肤癌患者的首选治疗方式是手术还是放疗?

04. 皮肤癌患者放疗的常见并发症有哪些?

05. 放疗在低复发风险皮肤癌患者中的作用如何?

......

01 常见的皮肤恶性肿瘤有哪些?

皮肤恶性肿瘤是指源于表皮和附属器、软组织、周围神经、黑色素细胞等的恶性肿瘤,常见类型主要有皮肤基底细胞癌、鳞状细胞癌和黑色素瘤。这三种最常见的皮肤恶性肿瘤的发病率排序为:基底细胞癌>鳞状细胞癌>黑色素瘤。皮肤基底细胞癌极少导致死亡,皮肤黑色素瘤是导致大多数患者死亡的皮肤恶性肿瘤。值得注意的是,皮肤黑色素瘤并不是皮肤癌,只是皮肤恶性肿瘤的一种。

02 皮肤癌患者的放疗类型有哪些?

目前用于治疗皮肤癌最常见的放疗类型是表面放射治疗、电子和兆伏光子。表面放射治疗是使用低能 X 射线治疗深度达 8mm 的浅表性皮肤癌,疗效较好,皮肤基底细胞癌和鳞状细胞癌的 5 年复发率分别为 4.2%和 5.8%,可与许多手术相媲美。使用直线加速器进行的电子治疗多用于治疗面积更大、浸润性更深的皮肤肿瘤,其照射野的范围大于表面放射治疗。兆伏光子是局部晚期皮肤癌的首选治疗方法,因为晚期皮肤癌往往伴发转移性淋巴结,需要治疗的范围更大。临床医生会根据患者的具体情况选择相应的放疗类型。

03 皮肤癌患者的首选治疗方式是手术还是放疗？

手术通常被认为是皮肤癌的主要治疗方式，因为它可以高效地达到治愈的目的，快速提供切除标本的组织病理诊断，从而在评估手术切缘的同时还能判断肿瘤是否具有高危特征，以便于后续的辅助治疗。不过，手术也存在缺点，如它是侵入性的，可能需要患者暂停抗凝治疗，还可能会对皮肤美观或功能产生负面影响。而放疗是非侵入性的，可以更好地保存美观和功能，对于治疗鼻、耳和口周的肿瘤十分有效。放疗的缺点是治疗通常在持续 1~7 周的时间内每天进行，并且无法确保放疗能覆盖肿瘤的所有范围。另外，放疗产生的放射性皮炎可能需要在放疗结束后 3~4 周的时间才能痊愈，而皮肤肿瘤特别是基底细胞癌，可能需要几周到几个月的时间才能痊愈。虽然放疗的皮肤保护效果可能在放疗后 6 个月时较好，但随着时间的推移，这种情况往往会恶化，而手术效果却在继续改善。因此，放疗通常更适合老年患者。当前，虽然比较手术和放疗的随机数据很少，但放疗后的局部控制率（90%~95%）和皮肤保护率（＞ 90% 的优良率）具有典型的优势。大多数回顾性研究表明，手术和放疗都可以达到 85%~95% 的 5 年局部控制率。

04 皮肤癌患者放疗的常见并发症有哪些？

皮肤癌患者放疗的急性和晚期并发症仅限于治疗区域，常见的有皮肤红斑和脱皮；放疗的后遗症主要包括皮肤萎缩、色素减退、脱发和毛细血管扩张。软骨、软组织或骨坏死是该病罕见的并发症。同时，辐射也可导致继发癌症，但风险很小，潜伏期约为 10 年。在治疗过程中，通过屏蔽敏感器官如甲状腺和眼睛，可以减少对这些器官的照射剂量。

05 放疗在低复发风险皮肤癌患者中的作用如何？

低复发风险皮肤癌通常是指早期肿瘤（$T_{1-2}N_0M_0$）（由专业的肿瘤科或皮肤科医生判断），没有不良预后特征，绝大多数可通过手术切除，治愈率很高。但对位于鼻部、下睑或耳廓等手术困难部位的病变，放疗可能是一种可行的选择。

06 放疗在高复发风险皮肤癌患者中的作用如何？

高复发风险皮肤癌是指晚期（T_{3-4}）和 / 或具有不良预后的肿瘤，如周围神经或淋巴结累及和 / 或免疫抑制，通常手术与辅助放疗联合治疗效果最好。但对于担心手术对皮肤美观或功能有不良影响及拒绝手术的患者，可单独使用放疗，约 70% 的患者可实现长期控制。在多学科小组讨论中，肿瘤外科、肿瘤放疗、肿瘤内科、影像科、病理科医生联合健康团队会讨论这些晚期复杂的皮肤癌患者，并制定出合理的治疗计划。需要行术后放疗的患者，放疗通常在术后 4~6 周且切口愈合已经很好时进行。过度延迟放疗的开始时间，可能会对肿瘤控制产生不利影响，特别是对皮肤鳞状细胞癌，因为它比皮肤基底细胞癌增殖更快。

07 放疗在皮肤黑色素瘤患者中的作用如何？

皮肤黑色素瘤历来被认为是一种对放疗有抵抗性的恶性肿瘤。广泛切除是皮肤黑色素瘤的主要初始治疗方法。在极少数情况下，如因合并症或其他原因无法手术时，可以考虑对原发部位进行根治性放疗。传统放疗已被用作皮肤、黏膜和葡萄膜黑色素瘤的根治性疗法。当局部治疗失败的风险很高时，建议在手术后的原发部位和区域淋巴结瘤床行辅助放疗，姑息性放疗的效果也很好。立体定向放疗（SBRT）对黑色素瘤脑转移治疗效果较好。随着全身治疗的改进，除了手术或其他消融方式外，越来越多的转移灶局限的患者接受 SBRT 治疗。

08 皮肤黑色素瘤患者在什么情况下要做术后辅助放疗？

一般来说，充分广泛切除原发病灶后，侵袭性皮肤黑色素瘤患者的局部复发率低于 5%。然而，在某些情况下，如肿瘤较厚（Breslow 厚度＞ 4mm）、有溃疡、存在卫星病灶和 / 或血管淋巴管浸润时，单纯手术后原发部位的局部复发率很高，此时可以考虑行辅助放疗以改善局部控制。有时因为肿瘤所在部位的结构局促，可能会限制手术达到广泛阴性切缘的效果，尤其是位于头颈部的病灶。当术后阳性切缘（即术后肿瘤仍有残余）或切缘离肿瘤过近（即手术边界不够），并且进一步再次切除被认为是不可行时，可考虑应用放疗。

09 为什么医生有时会建议患者在淋巴结清扫术后做放疗？

多个回顾性系列报道表明，术后放疗可明显改善术后高风险淋巴结区的局部控制，降低局部复发风险。这些研究均一致认为，区域失败的高风险因素包括：①多个阳性淋巴结（＞3个淋巴结），尤其是＞10个淋巴结）；②一个或更多个大淋巴结（＞3cm）；③临床上淋巴结明显的包膜外侵犯；④淋巴结区域复发性疾病。

目前的研究表明，行术后辅助放疗可降低局部复发率。局部复发一般难以控制，并且会导致大量出血、溃疡性肿瘤感染、肢体水肿、疼痛、神经丛病和瘫痪。此外，复发通常难以治疗，在某些情况下，对引流淋巴结瘤床进行辅助放疗可能有助于预防此类并发症。

10 区域淋巴结清扫术后患者放疗会有哪些并发症？

相对而言，颈部区域淋巴结清扫术后患者放疗的并发症发生率较高，其5年并发症发生率可高达10%，如听力损失、伤口破裂、骨暴露和耳痛等。在接受术后放疗患者的腋窝中，5年内高达30%的患者可能会出现不良反应，最显著的不良反应是淋巴水肿。当同时使用淋巴结清扫和放疗时，腹股沟区域是淋巴水肿和其他并发症发生率最高的淋巴结区。也有证据表明，体重指数＞30kg/m^{2}的患者，腹股沟区联合治疗后出现治疗相关并发症的风险更高（高达80%）。

第十七章
女性生殖系统肿瘤的放疗

01. 确诊妇科恶性肿瘤后应怎样治疗?

02. 宫颈癌的主要治疗方式是什么?

03. 中晚期宫颈癌患者放疗后还需要手术治疗吗?

04. 哪些宫颈癌患者需要放疗?

05. 宫颈癌患者放疗的方式有几种?

......

01 确诊妇科恶性肿瘤后应怎样治疗？

常见的妇科恶性肿瘤包括宫颈癌、子宫内膜癌、卵巢癌、阴道癌、外阴癌等。妇科恶性肿瘤的主要治疗方式包括手术、放疗和药物治疗（化疗、免疫治疗、靶向治疗）等，具体采用哪种治疗方式主要依据肿瘤的类型及肿瘤病变累及的范围确定。

手术治疗是医生通过手术方式将肿瘤切除。放疗是利用高能 X 线等将肿瘤细胞杀死。药物治疗（化疗、免疫治疗、靶向治疗）是利用药物促进肿瘤细胞的死亡及缩小，药物可以通过静脉或口服给药的方式进入人体。除特别早期的妇科恶性肿瘤外，大部分进展期及晚期的妇科恶性肿瘤都需要接受超过一种方式的治疗，往往是两种或两种以上方式相结合的治疗，如手术＋放疗＋药物、手术＋药物、放疗＋药物等。

不同的治疗方式需要不同的妇科肿瘤专家进行治疗，因此妇科肿瘤专家可进一步细分为肿瘤外科专家（进行肿瘤的手术切除）、肿瘤内科专家（进行妇科肿瘤的药物治疗）、放射肿瘤专家（进行肿瘤的放疗）。当遇到一些复杂的妇科恶性肿瘤时，常需要这些专家共同讨论，以制定最优的治疗方案。

02 宫颈癌的主要治疗方式是什么？

目前宫颈癌的治疗方式包括手术、放疗、药物治疗（化疗、靶向治疗、免疫治疗），其中主要的治疗方式是手术和放疗，它们能将肿瘤细胞根治性杀灭，但都是局部治疗，而药物治疗是全身治疗。宫颈癌中晚期患者需要综合治疗，就是在局部治疗的基础上联合全身治疗。

宫颈癌患者的具体治疗方式要根据患者的临床分期确定。首先患者需要进行宫颈活检明确诊断及病理类型，然后进行妇科检查及影像学检查确定临床分期。临床分期为早期（Ⅰ期~ⅠB$_2$期，ⅡA$_1$期）的患者，如果没有手术禁忌证，推荐进行根治性手术治疗，手术治疗后根据术后病理是否存在高危因素确定是否需要术后辅助放疗及化疗；临床分期为中晚期（ⅠB$_3$期、ⅡA$_2$期~ⅣA期）的患者，推荐进行根治性放疗（盆腔外照射＋后盆腔内治疗），如果患者没有化疗禁忌证，在放疗进行的同时推荐进行同步化疗。另外，存在远处转移的ⅣB期患者，需要根据转移部位的不同采用个体化疗的治疗模式。

03　中晚期宫颈癌患者放疗后还需要手术治疗吗？

对于中晚期宫颈癌患者，采用根治性放疗后，大部分患者盆腔局部病变可得到有效控制，不需要额外再行盆腔手术切除子宫。因为额外再行子宫切除术并不能改善患者的疗效，反而会增加并发症的发生率，影响患者的生活质量，增加经济负担。只有在极少数情况下，如宫颈局部消退不理想、宫颈局部复发、盆腹腔转移淋巴结退缩不理想等，通过放疗科与外科医生充分讨论评估后才考虑行盆腔手术治疗，但手术会明显增加并发症的发生率，应谨慎选择。

04　哪些宫颈癌患者需要放疗？

目前主要有 3 类宫颈癌患者需要放疗。

（1）中晚期宫颈癌患者：由于盆腔局部病灶不能采用手术治疗，所以需要进行根治性放疗。根治性放疗包括体外放疗及腔内放疗。

（2）早期宫颈癌术后患者：由于术后病理提示复发转移高危因素，所以需要进行术后辅助放疗，以减少复发转移的概率。

（3）复发转移宫颈癌患者：对复发及转移部位进行放疗。

05 宫颈癌患者放疗的方式有几种？

宫颈癌患者放疗可分为以下两种。

· 远距离放疗（体外照射）

远距离放疗是将放射源置于体外一定距离，集中照射患者身体的某一部位（宫颈癌主要照射盆腔和腹主动脉旁区域）。其采用外形像 CT 机的直线加速器进行照射，患者一般采用舒适的体位，仰卧在治疗床上，放疗技术员通过固定装置为患者精准摆位，根据医生和物理师预先设计好的治疗计划进行治疗。通常每周放疗 5 天，周末休息，每次放疗时间为几分钟至十几分钟，连续治疗 5~6 周。宫颈癌患者一般先进行远距离放疗，当远距离放疗即将结束，宫颈病变明显缩小后，再行近距离放疗。

· 近距离放疗（腔内照射、组织间照射）

近距离放疗也称为后装近距离放疗，是预先将施源器置于宫腔、阴道内或组织间，然后将施源器通过管道与放置放射源的后装治疗机相连，连接好后医生通过远程控制的方式，让微型放射源进入患者体内进行治疗。由于其放射源是后来装入施源器的，所以称为后装。放射源是按步进的方式进行治疗，妇科放疗医生与放疗物理师合作，预先计算好每个驻留点的位置及驻留时间，由于不同患者的局部病变情况不一样，所选用的施源器及治疗时间也不同，所以每位患者需进行个体化治疗。

宫颈癌患者行根治性放疗时，为保证治疗疗效，医生会尽力将远距离放疗联合近距离放疗的总疗程时间控制在 8 周以内。

06 宫颈癌患者术后辅助放疗的指征及疗程是什么？

· 术后辅助放疗的指征

根据宫颈癌患者术后的病理结果，如果存在复发转移高危因素，则需要接受术后辅助放疗，以降低术后的复发转移率。主要的高危因素有以下几种情况：①盆腔或腹主动脉旁淋巴结癌转移；②子宫颈旁组织浸润；③切缘阳性、近切缘或有残存癌；④原发肿瘤大（直径＞4cm）、深间质受侵（间质深度＞2/3）和脉管瘤栓。

· 术后辅助放疗的疗程

大部分宫颈癌患者选用远距离放疗，疗程为 5~6 周；少部分患者由于阴道切缘阳性或近切缘，需要阴道残端推量照射，选择远距离放疗和近距离放疗，疗程为 6~8 周。

07 宫颈癌患者行体外放疗如何实施？

宫颈癌患者的体外放疗主要包括放疗前的准备阶段及放疗阶段。其主要流程为固定装置的制作、CT 模拟定位、靶区的勾画、放疗计划的设计及计算、复位验证、放射治疗。

· 固定装置的制作

为了保证患者定位时的体位状态与治疗时的体位状态一致，在放疗开始前需要制作一个个体化的体位固定装置（塑料体罩或真空垫）。固定装置制作完成后，在每次体外放疗时都会使用，因此患者需要在治疗期间尽量保持胖瘦状态与制作固定器时的状态一致，避免因太胖而使固定器无法放置，或因太瘦而起不到固定效果。

· CT 模拟定位

这个阶段患者需要使用个体化的固定装置在 CT 定位机房进行 CT 扫描，扫描前需要进行特别的准备，如尽量排空大便，适当充盈膀胱，并口服造影剂让小肠显影，有时医生会在患者阴道内放置特别的标识，以提示病变部位。护士在 CT 扫描时需要给患者注射一针增强针（注射造影剂）。定位后，技术员会在患者身体上画出标记点，这些标记点并不是放疗时的点，而是为了更精准地放置固定装置，因此患者在治疗期间需要保持这些标记点清晰可见，建议每日用皮肤墨水笔重复画一下。

· 靶区的勾画、放疗计划的设计及计算、复位验证

这些都需要放疗医生、物理师和技术员配合完成。为了能制定出最优的放疗计划，放疗准备阶段的每一步都非常重要。只有精确地计划设计，才能进行精确治疗，从而保证治疗疗效。通常体外放疗需要 1~2 周的准备时间。

08 宫颈癌患者行近距离放疗如何实施？

通常宫颈癌患者每周行近距离放疗 1~2 次，治疗时间为 2~3 周，远

距离放疗联合近距离放疗总的放疗疗程控制在 8 周以内。随着放疗设备及放疗技术的不断进步，近距离放疗进入三维时代。三维近距离放疗的步骤可分为治疗前准备（麻醉 / 镇痛）、施源器置入、CT 模拟定位、勾画靶区、制定放疗计划和实施治疗。由于三维近距离放疗步骤较多，每一步都要求尽可能精确完成，所以每位患者需要至少 3~4 小时的时间。患者在近距离放疗结束后，医生会小心地将施源器移出体外，一般患者会很快恢复正常活动，并且身体内没有射线，不会对其他人产生影响，因而通常在门诊进行即可。

09 宫颈癌患者放疗中断会影响疗效吗？

经过研究证明，宫颈癌根治性放疗的疗效与总的放疗疗程相关。宫颈癌的治疗指南推荐，宫颈癌根治性放疗的总放疗时间应控制在 8 周（56天）以内，放疗疗程每延长 1 天，5 年生存率下降 1%，如果放疗疗程明显延长，则患者的疗效会明显下降。因此，放疗一旦开始，不能轻易暂停放疗或中断放疗。在患者个体化的放疗计划制定完成后，放疗一旦开始，放疗医生的主要任务是保证放疗的顺利进行，尽量在计划的时间内完成放疗，并处理各种放疗所致的不适症状，为患者提供最佳的支持，帮助患者平稳度过放疗的整个疗程。

如果患者出现治疗所致的不适症状，应及时与医生沟通，医生会积极处理和治疗，并根据具体情况考虑是否需要暂停放疗，但患者不能自作主张停止或放弃放疗。对于患者家属而言，要尽量减轻患者的心理负担，坚定患者的治疗信心，保证患者均衡的营养摄入，避免外在因素影响心情，从而动摇患者的治疗信心。对于中晚期宫颈癌患者，放疗的疗效是确切、可靠的，是世界公认的放疗疗效最好的几种恶性肿瘤之一。尽管是中晚期宫颈癌，大部分患者还是可以通过放化疗达到根治或者获得长期生存的。

⑩ 宫颈癌患者放疗的常见急性放射反应有哪些?

放疗开始后 3 个月内发生的放射反应称为急性放射反应。宫颈癌患者的常见急性放射反应主要有放射性皮肤反应、血液系统反应、消化道反应和泌尿道反应。

放射性皮肤反应

放射性皮肤反应主要指放射野内的皮肤反应。在体外照射时,放射线首先穿过身体的皮肤到达肿瘤部位。由于直线加速器是通过旋转多角度地照射治疗肿瘤的,所以盆腔周围的皮肤都会受到照射,一些皱褶部位容易出现皮肤反应,如腹股沟区域、会阴部、肛门及周围等。因此,对于射野内的皮肤要积极做好预防,如果出现放射性皮肤反应(瘙痒、红斑、干性脱皮、湿性脱皮),应避免搔抓,保持局部清洁、干燥,必要时采用外用药物治疗,以保证放疗顺利进行。

血液系统反应

由于放射线会穿过女性盆腔,所以骨盆的扁骨也会受到照射。扁骨里的红骨髓内有很多造血干细胞,具有造血功能,这些造血干细胞分裂增殖活跃,对放射线比较敏感,受到照射后分裂增殖能力会明显减弱,可能引起白细胞、红细胞、血小板下降,并且放射野越大,血细胞下降越明显。因此,放疗患者需要每周定期复查血常规,评估血细胞下降情况,必要时给予升血细胞治疗。

· 消化道反应

如恶心、呕吐、消化不良、便秘、腹泻、便血等，需要积极给予药物治疗。

· 泌尿道反应

如尿频、尿急、血尿等，建议排除尿路感染后给予积极的治疗。

⑪ 宫颈癌患者放疗的常见晚期放射反应有哪些，如何预防？

放疗开始后 3 个月以后发生的放射反应称为晚期放射反应。宫颈癌患者放疗的常见晚期放射反应是放射性直肠炎和放射性膀胱炎。

对于宫颈癌患者放疗所致的放射性直肠炎、放射性膀胱炎，预防比治疗更重要。因为一旦出现慢性的放射性直肠炎、膀胱炎，则处理相对比较复杂，并且持续时间较长，会明显影响患者的生活质量。具体预防措施有以下几方面。

（1）提高定位及摆位的精准度，患者每次放疗时的膀胱充盈程度尽量与定位时保持一致，并且定位及每次体外放疗时直肠应处于排空状态，体表的标志点或标志线要清晰。

（2）采用每日图像引导的调强放疗，可提高放疗精准度，减少正常组织的受照体积。

（3）采用三维后装腔内治疗时，应严格控制直肠及膀胱的受照剂量。

（4）对于宫颈肿瘤比较大的患者，在体外放疗过程中，肿瘤缩小后可以考虑二程计划，以减少膀胱及直肠的受照体积。

（5）在治疗期间，患者应保证适当饮水量，减少泌尿系统感染及消化道感染，维持良好的营养状态。

⑫ 晚期放射性膀胱炎的发病机制是什么?

晚期放射性膀胱炎的发病机制为进行性膀胱壁的小血管闭塞，随之发生膀胱组织缺氧和组织损害，继而引起膀胱壁缺血、挛缩、容量减少，甚至黏膜糜烂、溃疡或坏死出血。本病的发生首先与膀胱接受的单次放疗剂量、总放疗剂量密切相关，其次与患者的营养状态、是否行手术治疗及化疗有关。其临床表现包括尿频、尿急、尿痛、血尿，以及膀胱功能下降、括约肌功能障碍、容量减少和穿孔等。放射性出血性膀胱炎在盆腔放疗人群中的发生率为 5%~10%。放疗所致的出血性膀胱炎可能发生于放疗结束后的很长时间，最常见于放疗后 2~15 个月。

⑬ 晚期放射性直肠炎的发病机制是什么?

晚期放射性直肠炎的发病机制为黏膜下层持续的细胞因子激活导致进行性缺血和纤维化及血管内膜纤维化和坏死。本病的发生与直肠接受的单次放疗剂量、总放疗剂量密切相关。同时，糖尿病、吸烟、炎症性肠病、胶原血管病（硬皮病）、有盆腹腔手术史等患者会增加放射性直肠炎（便血）的发生率及严重程度。晚期放射性直肠炎的发生率为 2%~20%，发病时间一般为放疗后 8~12 个月，少数在 10 年后，甚至 30 年后才发生，多与肠壁血管炎及持续病变有关。

⑭ 宫颈癌患者放疗结束后复查应注意什么？

宫颈癌患者放疗结束后的定期复查非常重要。复查目的是评价放疗效果，及时发现复发转移病灶，积极处理可能出现的放疗并发症。

（1）宫颈癌放疗患者应与放疗医生保持密切联系，如有任何不适要及时就诊。如果患者因不适在其他医院就诊，应及时告知诊治医生有宫颈癌放疗史。

（2）复查的频率：放疗结束后第 1 个月、第 3 个月。放疗结束后 2 年内应每 3 个月复查 1 次，3~5 年之间应每半年复查 1 次，5 年之后应每年复查 1 次。

（3）复查项目：妇科检查、影像学检查（盆腔增强 MRI、胸部及上腹部增强 CT、锁骨上及腹股沟区域 B 超等）及血清肿瘤标志物。

⑮ 宫颈癌患者放疗结束后如何保持健康的生活状态？

宫颈癌患者放疗结束后除了定期到医院复查外，还应保持健康的生活状态。

首先要保持积极乐观的心态，保证充足的睡眠，适度运动，规律作息，健康饮食。对于年轻患者而言，可以考虑上班，但不宜过度疲劳。大部分的宫颈癌患者的放疗疗效很好，在完成治疗后基本和正常人一样，因此不用整天忧心忡忡。

对于部分未绝经的患者，行盆腔放疗后，卵巢功能丧失，可能出现一系列更年期相关症状，如轻度的睡眠障碍、潮热、烦躁、脾气急躁、心悸、骨质疏松等，可以通过激素替代治疗改善更年期症状，口服钙片防治骨质疏松，伴有睡眠障碍的患者应用辅助睡眠类药物进行调理。

16 宫颈癌患者放疗后要坚持阴道冲洗吗？

阴道冲洗的目的主要有以下几方面。

（1）虽然放疗结束，但放疗的效应仍持续存在，宫颈的肿瘤细胞逐步死亡，坏死物会逐步从阴道流出，通过阴道冲洗可以将坏死肿瘤组织及时排出人体，从而促进局部正常组织愈合，避免局部感染。

（2）放疗结束后，受放疗的影响，阴道壁的结缔组织会逐步出现纤维化，表现为阴道逐渐狭窄，通过阴道冲洗器的冲洗，并每日适当扩张阴道，可以避免阴道狭窄。

（3）放疗后阴道黏膜组织表现为一定的充血、水肿及局部的炎症反应，通过阴道冲洗可以缓解炎症、促进愈合，适当扩张阴道可以避免因阴道壁组织粘连所致的阴道封闭。

阴道冲洗不一定要使用药物冲洗，也可以使用温开水冲洗，但应避免使用盐水、肥皂水等碱性液体冲洗。宫颈癌患者放疗半年后，局部炎症、水肿逐步消退，可根据患者的意愿逐步恢复性生活。性生活可以起到扩张阴道（避免粘连）的作用，对于部分阴道较干的患者，可以考虑局部使用润滑剂。

17 宫颈癌患者治疗后复发该怎么办？

宫颈癌患者治疗后复发通常可分为以下几种情况。

· 既往未接受过放疗的患者复发

中心性复发者，如果评估手术可行，则进行手术治疗，术后根据风险因素进行放化疗；盆腔周围性复发，或无法进行手术治疗的中心性复发者，可以考虑进行放化疗。

· 既往接受过盆腔放疗的患者复发

盆腔放射野内复发者，若为中心性复发，可以考虑行手术治疗；若为非中心性复发，与首次放疗间隔时间较长，而且放疗医生评估肿瘤周围正常组织、器官可耐受再次放疗，充分评估且与患者及家属充分沟通可能的风险后，可行再程放疗并联合全身化疗。对于无法行再程放疗的患者，则考虑全身化疗联合其他治疗方式。

盆腔放射野外复发者，可在全身治疗的基础上联合局部治疗，局部治疗可以根据复发的部位选择手术、放疗、介入治疗等。

⑱ 确诊子宫内膜癌后应如何治疗？

大部分子宫内膜癌患者需要接受手术治疗，手术方式取决于癌症的阶段、类型和等级。最常见的手术包括切除子宫、卵巢，以及输卵管、盆腔的淋巴结。

放疗也是子宫内膜癌患者的重要治疗方式之一。放疗常用于术后存在复发转移风险因素的患者，通过采用盆腔外照射，以杀死可能残留的癌细胞。对于不能进行手术的子宫内膜癌患者，也可以行放疗，多采用盆腔外照射及子宫腔内的近距离放疗。对于一些特殊情况的患者，如局部肿块较大，可行术前放疗，以缩小肿块、利于切除。

如果癌症已经扩散到子宫外，医生可能会建议患者进行化疗。化疗是将药物通过口服或静脉注射的方式进入体内杀死癌细胞。另外，一些晚期广泛转移的子宫内膜癌患者也可接受免疫治疗及内分泌治疗。

⑲ 卵巢癌患者应如何治疗？

卵巢癌治疗较复杂，建议患者在妇科肿瘤专家团队的指导下进行治疗。卵巢癌患者的治疗包括局部治疗和全身治疗。局部治疗是仅对肿瘤部位进行治疗，不影响其他部位，包括手术治疗和放疗。全身治疗是将药物通过口服或静脉注射的方式进入人体，作用于全身各处的癌细胞，包括化疗、靶向治疗、内分泌治疗、免疫治疗等。

卵巢癌患者的治疗方案需要根据卵巢癌的病理类型、分期和其他情况综合确定。绝大多数卵巢癌患者需要接受手术治疗，并根据卵巢癌的类型和分期，可能还需要接受全身治疗或放疗。根据需要，全身治疗可以在术前或术后进行，或术前及术后均进行。

⑳ 卵巢癌患者的放疗效果如何？

一般来说，卵巢癌患者手术联合药物治疗的疗效较好。对于复发的卵巢癌患者，积极进行化疗也是非常有效的。因此，放疗并不是卵巢癌患者的主要治疗方法，但是放疗可以用于治疗卵巢癌的转移灶，如脑转移灶或骨转移灶等。对于多次手术的患者，如果盆腹腔手术后存在残留病灶，在残留病灶对全身药物治疗不敏感，并且外科医生不考虑再手术治疗的情况下，与肿瘤放疗医生讨论后可考虑行局部姑息性放疗，以提高治疗效果。

㉑ 外阴癌患者应如何治疗？

外阴癌患者的治疗以手术治疗为主。随着对外阴癌生物学行为认识的不断深入，外阴癌的手术治疗方式发生了很大改变。对于早期外阴癌患者，推荐个体化手术治疗；对于局部晚期或晚期外阴癌患者，推荐手术和放化疗结合的综合治疗；对于无法接受手术的患者，考虑行放疗和化疗的综合治疗。

放疗对外阴癌的治疗十分重要。放疗常常与化疗联合治疗，称为放化疗。放化疗可以在手术前进行，目的是缩小肿块，尽可能保护正常器官及功能；也可以在术后进行，对手术区域进行放疗是为了尽量杀灭可能存在的亚临床病灶。同时，对于存在腹股沟及盆腔淋巴结转移的患者，放疗能有效治疗腹股沟及盆腔淋巴结转移灶。对于一些无法手术的患者，放疗可作为一种根治性的治疗方式。

第十八章
恶性淋巴瘤的放疗

01. 目前新兴的质子放疗适合霍奇金淋巴瘤患者吗?

02. 为什么恶性淋巴瘤患者有些需要放疗,而有些不需要?

03. 放疗在 NK/T 细胞淋巴瘤患者的治疗中起什么作用?

04. 胃黏膜相关淋巴瘤患者应行放化疗还是手术治疗?

05. 恶性淋巴瘤患者计划行 CAR-T 细胞疗法需要联合放疗吗?

......

01 目前新兴的质子放疗适合霍奇金淋巴瘤患者吗?

巩固放疗对早期霍奇金淋巴瘤的治疗至关重要,它能显著提高疾病的无进展生存期。在治疗纵隔霍奇金淋巴瘤时,第一代放疗技术依靠大照射野对危险的关键器官(如心脏、肺或乳房)进行大量辐射,会使放射线引起继发性癌症的风险以及心脏和肺毒性大大增加。如今,最先进的放疗技术——质子放疗可有效保护处于危险中的关键器官,而且不会改变局部控制或总体存活率。质子放疗利用质子束的物理特性,在对肿瘤进行照射的同时,很少伤及邻近的组织和关键器官,这对需要放疗的霍奇金淋巴瘤患者是一种很有前景的方法。因为它有可能显著降低关键器官的照射剂量,有望限制因放射线引起继发性肿瘤的风险,并减少晚期放疗毒性。然而,目前质子放疗的临床经验在世界范围内仍然有限,有待进一步研究。

02 为什么恶性淋巴瘤患者有些需要放疗,而有些不需要?

恶性淋巴瘤主要分为霍奇金淋巴瘤和非霍奇金淋巴瘤,二者又可细分为很多亚型。由于每种亚型恶性淋巴瘤的治疗方案(包括放化疗方案)可能完全不同,所以不是每种恶性淋巴瘤都要放化疗的。即使同一亚型的恶性淋巴瘤,其放化疗方案也可能不同,具体要根据患者的详细病情进行选择。当前,随着药物治疗的极大发展,过去需要放疗的一些恶性淋巴瘤患者,现在可能不需要放疗了,对于仍然需要放疗的患者,放疗的剂量和范围也比以前明显减少了。

03 放疗在 NK/T 细胞淋巴瘤患者的治疗中起什么作用?

NK/T 细胞淋巴瘤是一种独特的非霍奇金淋巴瘤亚型。自从该病首次被发现以来，其治疗策略已经从基于蒽环类药物的化疗和放疗发展到含有 L- 天冬酰胺酶的方案和免疫检查点抑制剂。目前，化疗和放疗联合治疗，可使大部分该病的局部病变患者获得治愈。

04 胃黏膜相关淋巴瘤患者应行放化疗还是手术治疗?

胃是黏膜相关淋巴组织结外边缘区淋巴瘤最常见的原发部位，其特点是临床病程缓慢。胃黏膜相关淋巴瘤几乎均与幽门螺杆菌感染有关。其主要的治疗方法是幽门螺杆菌的根除治疗。无论幽门螺杆菌感染状态或阶段如何，都必须对所有患者进行根除治疗。对于根除治疗后未能缓解的患者，可考虑放疗或化疗。放疗是本病局部阶段的有效治疗方式，并显示出良好的疗效。由于放疗的疗效很好，并且能保持胃的大部分功能，所以手术通常不作为胃黏膜相关淋巴瘤的首选治疗手段。

05 恶性淋巴瘤患者计划行 CAR-T 细胞疗法需要联合放疗吗?

一般来说，化疗耐药的淋巴瘤患者通常对放疗敏感。放疗的优势是减少淋巴瘤负担，并能治疗化疗难治性、有症状或进展性的疾病。可能从放疗中受益的 CAR-T 细胞疗法患者包括：①需要姑息治疗的有症状区域；②相邻区域的大体积淋巴瘤；③可包含在放疗射野中的局限复发病灶范围；④需要在保险授权前进行治疗的进展性疾病，可以安排白细胞去除术，或完成 CAR-T 细胞的制造和质量保证。

06 弥漫性大 B 细胞性恶性淋巴瘤患者需要放疗吗?

弥漫性大 B 细胞淋巴瘤是非霍奇金淋巴瘤最常见的亚型，大约一半的患者会出现晚期（Ⅲ / Ⅳ期）疾病。本病患者是否需要放疗，首先要看是否接受过最佳化疗，即 R-CHOP 方案化疗。

弥漫性大 B 细胞性恶性淋巴瘤是一种全身性疾病，即使病变表现为局部性，成功治疗的核心要素也必须是优化的化疗。未通过化疗的弥漫性大 B 细胞性恶性淋巴瘤患者根本不可能治愈。当治疗方案加入放疗时，可以改善治疗结果。放疗能有效促进局部控制，从而防止本病在其出现的部位复发。

鉴于弥漫性大 B 细胞性恶性淋巴瘤从根本上说是一种全身性疾病，防止局部和早期复发的局部控制并不能转化为治愈，因为最终会出现身体其他部位的疾病复发。然而，越来越多的回顾性和前瞻性数据表明，巩固放疗对特定晚期弥漫性大 B 细胞性恶性淋巴瘤患者是有益的，并已被证明可以改善晚期弥漫性大 B 细胞性恶性淋巴瘤患者的预后。在特定情况下如初始为大肿块疾病、骨骼受累或对全身治疗只有部分缓解等，巩固放疗在实现局部疾病控制和改善总体结果方面均非常有效。

第十九章
转移灶的放疗

01. 对转移灶进行放疗有什么作用?

02. 转移灶放疗能使肿瘤消失吗?

03. 转移灶放疗费用高吗?

04. 转移灶放疗要做几次?

05. 转移灶放疗应注意什么?

......

01 对转移灶进行放疗有什么作用?

对转移灶进行放疗,主要是为了减轻肿瘤患者的临床症状,提高生活质量,延长生存时间。这种情况下所应用的放疗,一般为姑息性放疗。转移灶患者放疗往往不良反应小、痛苦少,常用于缓解疼痛、解除压迫、减轻脑转移症状等,从而让患者更舒适,在一定程度上延长患者生存期,使其他主要抗肿瘤治疗进行得更顺利。因为对转移灶进行放疗所用的总剂量相对较低,具有恢复快、对心肺功能要求低、并发症少且轻等特点,所以特别适合身体较弱但仍有一定耐受力的癌症患者,以减轻疼痛、抑制肿瘤的发展。

02 转移灶放疗能使肿瘤消失吗?

对转移灶进行放疗的放疗总剂量低、不良反应小,并且在有些情况下疗效显著。例如,非小细胞肺癌脑转移患者通过姑息性放疗,病情在一定程度上可以得到控制,再配合有效的全身治疗,常会出现脑转移瘤完全缓解的情况,即转移灶"消失"了;许多乳腺癌骨转移患者通过局部姑息性放疗、化疗、内分泌治疗,获得了长期生存。

03 转移灶放疗费用高吗?

一般来说,对转移灶进行放疗所需要的费用在现代肿瘤治疗中并不算高,因为其往往放疗靶区较小、总剂量相对较低,甚至在很多情况下不需要应用高级的放疗技术，普通技术就可以达到很好的效果。例如，对于全脑放疗，普通的三维放射治疗（3D-CRT）或调强放射治疗（IMRT）即可达到目的，甚至有些医院还在用二维放疗技术，也能取得不错的效果。

当然，先进的放疗技术如立体定向放射外科（SRS）、立体定向放疗（SBRT）、射波刀和螺旋断层放射治疗系统（TOMO）越来越多地用于转移灶的放疗。这些治疗技术往往不良反应更小、疗程更短、效果更好。不过，这类放疗在各地的收费标准不一，需要根据患者的实际情况而定。

04 转移灶放疗要做几次？

转移灶放疗的目的是缓解肿瘤引起的相关症状和体征。为了方便治疗，一般采用大分割放疗，即每天剂量较大（如 3~5Gy，甚至更高），总放疗次数不多（往往 10 次以内），通常可以在 1~2 周内完成，但很多时候要根据实际情况而定。

例如，目前骨转移患者放疗最为常用的剂量分割方案为 30Gy 分 10次给予，每天放疗 1 次，周末休息，通常需要 2 周左右完成。又如，对于多发性的脑转移瘤患者，常给予全脑照射，需要 1~2 周完成。对于脑转移瘤数目不多的患者（如不超过 3 个），常需要采用伽玛刀或射波刀的治疗手段，这类治疗的疗程更短，往往只需要 1~5 次就可以完成，总疗程所需时间不超过 1 周（甚至 1 天）。

05 转移灶放疗应注意什么？

放疗是一种团队合作性很强的治疗方法。患者及家属需要努力配合医生，按要求完成放疗前的各项准备工作，耐心等待放疗计划的完成。放疗结束前要保护好身上的标志点或标志线。放疗期间尽量进食柔软、易消化的食物，忌食一切粗糙、大块或黏性（如粽子、年糕等）食物。放疗期间尽量穿宽松、柔软的棉质衣物。放疗范围内的皮肤不要使用刺激性肥皂清洗，不要揉搓或使劲擦拭，以免造成更大的损伤。另外，放疗期间要按医嘱定期复查。

06 转移灶放疗一般需要几个疗程？

放疗与药物治疗不同，一般不分疗程，需要连续完成。常规放疗每次的治疗时间较短，通常在20分钟以内即可，有的短短几分钟就可完成。通常选择工作日每天放疗，周末休息，这样每周可以做5次，连续数周做完即可。达到一个治疗目的即为放疗的一个疗程，而需要做几个疗程是根据病情发展程度，综合治疗计划的需要，并结合肿瘤生物学特征及患者身体状况而定的，一般来说不宜过于频繁。

07 转移灶放疗的1个疗程是几天？

转移灶放疗的疗程一般较短，每次放疗仅需10~20分钟，有的放疗技术几分钟就可以完成，通常在周一至周五做放疗，周六、周日休息，完成一个姑息性放疗疗程常常需要2~3周。也就是说，半个月左右的时间即可完成一个姑息性放疗疗程。但是，转移灶放疗的疗程所需时间长短，需要根据放疗目的而定，如采用伽玛刀、射波刀、X刀等技术，1个疗程只需要1~5次放疗即可，1周内甚至1天即可完成。

08 骨转移灶放疗有效吗?

骨髓是多种实体肿瘤远处转移的常见部位,尤其是肺癌、乳腺癌和前列腺癌。约 80% 的实体肿瘤患者会在疾病过程中发生脊柱、骨盆和四肢骨转移痛。骨转移患者的治疗目标是缓解疼痛、保留功能,以及维持骨骼完整性。骨痛局限于一处或几处时,对疼痛部位进行局部放疗,60%~85% 的患者可获得缓解,其中 15%~58% 的患者可获得完全缓解。虽然放疗对轻度、中度或重度疼痛患者均有效,但早期干预可能有益于维持患者的生存质量,减少镇痛药的剂量,并将镇痛药的不良反应降到最低。此外,对脊椎转移患者局部放疗,还可能预防截瘫的发生;对椎体和肢体长骨转移患者放疗,可防止病理性骨折的发生。

09 骨转移灶放疗后多久能止痛?

这取决于患者的病情,如骨转移的位置、骨折破坏的程度、其他抗肿瘤治疗是否起效等。一般而言,放疗可使疼痛迅速缓解,对治疗有反应的患者,50% 以上的患者在 1~2 周内疼痛就会有所缓解,也有的患者在放疗结束后疼痛才有所缓解。对于放疗后疼痛缓解的患者,70% 以上的患者缓解期达 3 个月以上,并能保持满意的生活质量,生活基本可以自理。统计生存期超过 1 年的患者中,50%~60% 的患者能达到持续缓解。

⑩ 骨转移灶放疗的止痛效果能维持多久?

骨转移患者经过放疗后,疼痛缓解率为 50%~85%,约 1/3 的患者疼痛可完全缓解,平均缓解持续时间约为 19 周。当然,具体持续时间还要结合肿瘤类型、其他治疗、骨质破坏程度而定。例如,一般来说,与肺癌相比,乳腺癌或前列腺癌患者的缓解率和缓解持续时间更好。

⑪ 骨转移灶放疗有哪些不良反应?

椎体转移灶放疗患者,常见的不良反应有疲乏、皮肤变红、咽喉疼痛、恶心呕吐、食欲下降、腹泻、白细胞及血小板数量下降。

长骨转移灶放疗患者,短期有可能出现放射部位皮肤红肿、毛发脱落、白细胞及血小板数量下降;远期可表现为放射部位皮肤硬化或色素沉着、皮下组织纤维化、硬化或收缩、远端肢体淋巴水肿(手或足部)及骨质脆弱,并易出现骨折。

⑫ 骨转移灶放疗应注意什么?

(1)脊椎转移灶放疗患者的放疗次数较少、治疗期较短、不良反应较少。

(2)在放疗期间,患者尽量穿质地柔软的衣物,以减少对皮肤的摩擦。

(3)颈椎转移灶放疗患者可能会出现喉痛,可以用药物缓解。

（4）腰椎转移灶放疗患者可能会出现腹泻，腹泻期间应避免进食高纤维及奶类食物，多喝水，如腹泻情况持续者，可按医嘱服用止泻药。

（5）患者放疗期间可能出现白细胞及血小板数量下降，要留意感染及出血的症状。

⑬ 骨转移灶放疗期间还要做哪些治疗？

研究表明，骨转移患者使用双膦酸盐（如帕米膦酸、唑来膦酸等）治疗，可以缓解骨痛，减少阿片类药物的用量，避免病理性骨折的发生，按要求使用并不影响骨转移放疗的进行。此外，还应根据患者的病情，给予相应的抗肿瘤治疗及镇痛治疗。

⑭ 脑转移灶放疗有哪些作用？

脑转移瘤一旦出现，转移瘤体积会快速增大，常伴严重脑水肿，最终导致颅内压升高，患者可快速出现头痛、神经功能缺失，甚至偏瘫、癫痫、昏迷等。一般来说，癌症患者出现脑转移就意味着病期较晚，预后可能不太乐观，治疗效果也很难保证。此时进行局部放疗的目的主要有两个，一个是缩小肿瘤，延缓病情发展；另一个是减轻症状，提高生存质量。此外，当患者状态较差、病情较重时，放疗可缓解脑水肿带来的症状，改善生活质量，从而可能延长患者的生存期，争取更多生存的机会。

需要注意的是，脑部放疗带来的不良反应同样不能忽视，如脑水肿、记忆力受损、认知力下降等。患者和家属在做决定前需要找放疗科的肿瘤专家进行咨询，满足条件的才能进行，以免因治疗不当或过度治疗而造成严重后果。

⑮ 脑转移灶放疗的不良反应有哪些?

脑转移灶放疗患者,有些不良反应会在放疗期间出现,并在治疗完成后数周逐渐消退,如疲倦、有睡意、头痛、恶心、食欲不振等。同时,照射部位脱落的毛发,在治疗完成后可能会再长出,但比正常稀疏。脑转移灶放疗后患者头部皮肤会干燥及变红,还可能出现中耳炎、脑水肿等。

此外,还有些不良反应相对罕见,如脑坏死(脑垂体功能减退导致内分泌失调,可能需要长期服药治疗),对思考能力、记忆能力有不同程度的影响,脑血管病变(如中风等、听觉减弱或失聪)等。

⑯ 脑转移灶放疗应注意什么?

(1)放疗期间,患者较易疲倦,应安排足够的休息时间。

(2)患者放射部位脱落的头发,会在治疗完成后再长出来。

(3)脑部放疗可能会影响患者的记忆力、思考力,因此鼓励家人多陪伴和照顾。

(4)患者放疗初期可能会出现脑部水肿,导致症状加重,之后大部分症状会逐渐改善,若症状持续或恶化,则需要进一步明确原因。

第二十章
癌症患者的故事

01. 鼻咽癌放疗，一段刻骨铭心的记忆

02. 放疗和化疗能治愈肺癌吗

03. 我与小细胞肺癌过了招

04. 我和我的乳腺癌

05. 不放弃，让肉瘤消失

01 鼻咽癌放疗，一段刻骨铭心的记忆

我今年40岁，大学毕业后来到杭州，拼搏了16年，也算在杭州扎了根，娶妻生子、买房买车，把父母接到了杭州，应该说除了还贷款和工作的压力外，其他还是很满足的。

2018年年初，我出现流鼻涕、痰中带血的症状，开始以为是由于压力大、经常熬夜引起的，没有重视。但过了1个月左右，这些症状出现得越来越频繁，同时伴有易疲劳、轻度头痛，无意中在脖子上摸到了一个硬块。于是我咨询了一位医生朋友，医生建议尽早做检查。第二天，我便去医院做了纤维鼻咽镜检查。检查过后，医生说很可能是鼻咽癌，我当时就愣住了。

"癌症"这个名词并不陌生，家里有亲戚因胃癌去世的，也曾听周边的朋友说某某因癌症去世的，以前感觉"癌症"离自己很遥远，但当得知自己可能患了癌症，感觉天都要塌下来了，世界也变成了灰色，非常害怕。我首先想到的是癌症治疗需要不少的费用，而且要经历难以忍受的痛苦，万一治不好，人财两空，父母、妻儿怎么办？虽然医生说很可能是恶性肿瘤，但我还抱有侥幸心理，希望他们搞错了或者肿瘤是良性的。经过了一系列的思想斗争，我决定暂时不告诉家人，怕家人受刺激，于是努力调整好情绪后，装作和平时一样。这段时间让我体会到了度日如年的感觉，恐惧、沮丧、担忧等情绪接踵而来，压力极大，甚至有了"死之前好好陪陪家人"的想法。

两天后，我又去医院做了MRI、CT、超声等检查，下午病理结果出来了。我的确"中奖"了，平时开朗阳光的我久久没能回过神，脑中闪过很多画面，甚至包括即将离开这个世界时对家人的不舍和很多遗憾等。我咬咬牙，最终还是选择去面对，强行让自己冷静下来，哪怕是有一线

希望也要争取。

医生根据检查结果，告诉我确诊为鼻咽癌 $T_3N_1M_0$。再次询问，医生说属于局部晚期，听到这里我已经万念俱灰，医生又接着讲了很多，我根本没有听进去，但恍惚间听到了一句"可以根治，但要抓紧接受治疗"。这让我似乎看到了一点点希望。于是我办理了住院手续，刚好趁着医生值班，再次询问了病情和治疗相关的问题。主管医生非常善解人意，向我耐心讲解了病情和治疗方案。医生建议做放疗和化疗。

首先是进行化疗，第一个疗程的化疗后，我觉得没有想象中的可怕，只是胃口稍差，有点没力气，还是可以承受的。后来开始出现脱发，我就索性理了光头。3个疗程的化疗（3周为1个疗程）后，复查得知治疗效果很好，病灶明显缩小，脖子上的硬块从鸡蛋大小缩小到了花生米大小，那天是我生病近2个多月以来最开心的一天。

其次是进行放疗。放疗的原理是利用放射线杀灭肿瘤细胞，但正常的细胞也会有损伤，这着实让我又紧张了一阵子。放疗前10次，我只出现了轻微口干，没有其他不适。但10次之后，我相继出现了味觉改变、口腔黏膜溃疡、咽部烧灼感及咽痛、食欲不振、皮肤变黑和瘙痒等，尤其是吃什么都没有原来的味道，味同嚼蜡，还有咽部的烧灼感，半夜要起来喝水。这段时间既吃不好又睡不好，感觉度日如年，希望放疗赶快结束。同时，在放疗期间我还做了2次同步化疗，煎熬了一个半月，放疗终于结束了。

放疗后复查结果提示肿瘤已完全消退，但放疗导致的不良反应还要持续一段时间。因此，我一直遵从医嘱，如保护皮肤和黏膜、冲洗鼻腔和鼻咽部、进行功能锻炼等，经过了2个月左右，我的肤色终于恢复了，味觉回来了，胃口好起来了，体能也恢复了。

在这次治疗的过程中，让我了解了很多医学知识，如放疗和化疗是治疗鼻咽癌的最佳搭档，虽然过程很痛苦，但它们帮助我杀灭了肿瘤细胞，治好了病，也算是苦尽甘来。随后我一直遵从医嘱，坚持定期复查，也改掉了吸烟、饮酒等不良嗜好，3 个月后重新回到了正常的生活中。

我从发病到治疗结束，历经近 4 个月的时间，无论从生理上还是心理上都留下了刻骨铭心的记忆。这虽然是 3 年前的事情，但我仍然记忆犹新。感谢医护人员、病友和家人们陪伴我走过那段艰难困苦的日子，我很珍惜现在的一切。奉劝大家，健康是第一位的，一定要定期体检，如果有任何不适，及时就医，即使是癌症，也要积极治疗。

02 放疗和化疗能治愈肺癌吗

我吸烟 40 余年，平时一直有些咳嗽、咳痰，突然有一天发现痰里有血丝，想到有位同事前段时间体检发现了肺癌，于是害怕自己也得了肺癌，越想越担心，一晚没有睡好。

第二天我很早就起床赶去医院，查了胸部 CT，报告提示肺部占位，伴有纵隔多发淋巴结肿大，首先考虑肺癌。和妻子商量后，我决定去专科医院做进一步检查。

随后，我来到一家肿瘤医院胸外科就诊，进行了血液化验、气管镜、脑部 MRI、PET-CT 等一系列检查，病理报告提示肺鳞状细胞癌。胸外科陈主任说："综合这些检查，考虑局部晚期肺癌，由于淋巴结转移比较多，手术很难完全切除，最好的治疗方法是放疗和化疗，部分患者有比较好的疗效。"听到这里，我的心情无比震惊和沮丧，心想：都已经无法做手术了，我还能活多久？要不要进行放化疗，还是直接回家算了？妻子也是脸色苍白，但态度坚决，反复跟我说："你一定要听陈主任的建议，去做放化疗，虽然不能手术，不过有些人的疗效也很好。"

放疗科王医生介绍："现在肿瘤的治疗已经有了很大进步，不能手术的局部晚期肺癌，接受精确放疗技术联合药物治疗的 5 年生存率超过 40%，并且 5 年以后肿瘤复发或转移的风险也相对较低。"

于是我接受了放疗联合化疗的治疗方案，时间持续 6 周，过程还算比较顺利。前期没有明显的不良反应，第 3 周开始出现进食疼痛，经过口服药物和输液后疼痛缓解。每周接受 1 次化疗，化疗时会有恶心、食欲不振，但还能够忍受。总体上，放化疗的反应并没有自己想象中的那么大。放化疗结束后，我复查了胸部 CT，结果提示肿瘤明显缩小。随后开始免疫巩固治疗，每 3 周 1 次，持续了 1 年。在免疫治疗过程中，我出现了轻度肺炎，口服药物后肺炎好转。

目前，我治疗结束已经 2 年，重回工作岗位 1 年，每 3~4 个月复查 1 次，肿瘤控制良好。虽然经常担心自己会不会肿瘤复发转移，但是对战胜肿瘤有了更大的信心。

⑬ 我与小细胞肺癌过了招

杭州慢慢入秋了，在去肿瘤医院的半山路上，秋桂随风洒落，人行其中，沐雨披香，我驻足下来，感受桂花环绕、迎风飘香的惬意。别看我如此沉迷于这座城市的美，然而我刚刚经历了人生的至暗时刻。

我是一名小细胞肺癌患者，生性比较乐观，退休前曾在部队当了 10 年的炊事员，后来转业到农药厂做农药产品检测。下班后，我喜欢打打麻将、喝喝小酒、抽抽烟。去年入冬以来，我出现断断续续的咳嗽，刚开始以为是咽喉炎，没有重视，吃了些药但效果不佳。

后来咳嗽不断加重，并伴有气急，有时感觉呼吸困难，而后出现乏力、食欲下降等。女儿执意要带我去医院检查。经过一系列的检查，结果提示左肺多发小结节，肿瘤待排。这一刻宛如晴天霹雳，我第一次感觉死亡离自己那般近。

我不喜欢医院的味道，也害怕面对化疗后的自己。当时心里一直觉得肺癌治不好，我自己也了解小细胞肺癌在各类肺癌中预后最差，因此有了放弃治疗的念头。女儿哭着求我去医院治疗，说哪怕有一线希望也要积极治疗，更何况还有那么多治好的人。

2020年4月28日，我办理了第一次住院手续，开始了我的抗癌之路。刚开始的时候，我吃不下、睡不着，面对化疗也是无比抗拒，化疗带给人的身心痛苦真的是无法用语言表达。

在医院化疗期间，我通过主管医生了解到，小细胞肺癌的临床特点是肿瘤细胞倍增时间短、进展快、对化疗较敏感，可以考虑化疗，不过单纯化疗有很大的不良反应，常会引起呕吐、厌食、电解质紊乱、免疫力下降等症状，需要提高免疫力、增强体质，以预防复发转移、提高治愈率。小细胞肺癌在肺癌中发病较常见，占所有肺癌的15%左右，并且转移早、预后差。

化疗和情绪的双重折磨使我的身体一天天变差。护士在查房时觉察到了我的状态不对，便和我聊天，得知我有负面治疗情绪后，她立刻报告给了护士长。第二天，主管医生和护士长便来找我聊了很多他们经历过的肺癌治愈的成功案例。他们告诉我，其实我发现得不算晚，治愈的可能性很大。在抗癌路上，多数患者的治疗手段大致相仿，更多的是看自己的心态。我有这么幸福的家庭和良好的经济支持，比别人幸运很多。妻子和女儿也一直鼓励我，不断给我正能量。

面对热心的医护人员，面对爱我的家人，还有未出世的外孙，我心想：既然无路可走了，那就好好治疗，争取多点时日，珍惜余年吧。

经过反复多次的住院治疗，我开始慢慢习惯医院的味道，也开始和胸部放疗科的医护人员们熟络了起来，我的精神状态一天天在好转，自己也在努力调节情绪。

经过4次化疗后，我开始准备住院放疗。主管医生告诉我，我采用的是超分割放疗，一天放疗两次，由于我的小细胞肺癌倍增比例比较快，一天两次的放疗可以更好地控制肿瘤。

2020年8月25日，我迎来了外孙，但很遗憾自己未能第一时间与他见面。那一刻，我更想好好地活着了。在放疗期间，我进行了第 5 次化疗，化疗后 1 周，我明显感觉到自己有点力不从心，走路也不稳，医生、护士告诉我这是出现了骨髓抑制，血小板和血钾降到危急值，需要绝对卧床休息。

在医生、护士对我无比用心地治疗下，经过 6 周期的化疗、30 次的放疗以及 10 次脑部预防性放疗，我终于出院了，结束了所有的治疗。医生告诉我，我的肿块缩小得很明显，治疗效果很好，病情基本控制住了，以后要定期复查，保持心情愉快。

出院前，我向每位医生、护士道了别，并在护士台留下了一张特别珍贵的合影。在这里，让我感受到了医院的温暖。

最后，我想告诉那些和我有类似经历的病友们，在受到死亡威胁时，一定要振作精神，争取尽早配合医生治疗。要相信，那些医生、护士是这场癌症"战役"的指挥者，我们要做的便是服从指挥，只有团结在一起，才有机会打赢这场"战役"。当然，还要改变过去不良的生活方式，调整饮食结构，用尽可能轻松愉悦的心情过好每一天。

04 我和我的乳腺癌

2021 年春天的一个周末下午，午后小憩的我从电视新闻里听到了一个震惊的消息：乳腺癌发病率超过了肺癌，成为世界第一癌症。震惊之余，我望向窗外的车水马龙，回首过去，命运多舛的自己也竟然与这第一"恶魔"和平相处了 10 余年。

我是一名妇产科医生，我的前半生充满了竞争，处处争先、争优，读书时为了取得好成绩常常通宵达旦，参加工作后为了能够掌握高水平的技术频繁加班、三餐不勤。在旁人眼中，我是个"事业狂"，而我却享受其中，认为这就是我这辈子的生活模式，有的是用不完的力气和精力。

然而，这一切都因为我的乳房肿块而改变了！

记得那天也是个周末，我正在加班，一名卵巢肿瘤患者来就诊，她告诉我，她曾经是乳腺癌患者，有家族史，主管医生说她的基因比较特殊，属于容易罹患乳腺癌和卵巢癌人群。出于职业敏感，我问她是什么基因，她摇摇头表示没记那么清楚，只记得医生说这个基因可能会遗传，出现家族中多人患妇科癌症的现象。

听到这里，我的心仿佛被什么击中了，突然想到我的外婆是因为乳腺癌去世的，我的阿姨也患有乳腺癌，已经做手术切除了。而我的左侧乳房上也有一个硬块，一直被我当作乳腺增生旁置身外。后来，我咨询了乳腺外科的同学。同学告诉我是 BRCA1 基因。

乳腺癌主要有 4 种类型，即 Luminal A 型、Luminal B 型、HER-2 阳性型和三阴性型。一些研究人员认为前 3 种主要与内分泌因素有关，动物实验发现过量的雌激素（尤其是雌二醇）和泌乳素有致癌作用，通过适当运动和饮食调节是能够有效预防这几类乳腺癌发生的；而携带 BRCA1 基因的人群往往就没有那么幸运，生活习惯的改变无法在本质上去除该基因的影响。

于是，我赶紧放下手头的工作，去做了乳腺 B 超，结果提示是 4B 类肿瘤，直径为 2.5cm，腋窝也有增大的淋巴结。BI-RADS 评分共 1~6 分，分数越高，癌症的可能性越大，3 级以下几乎都是良性，4 级以上就需要重视，排除恶性肿瘤的可能。

虽然没有确诊，但我的心情已经跌至谷底，所谓的事业、地位、金钱和朋友，一切都失去了意义，我有可能成了癌症患者。我是医生，曾经送走了无数位癌症患者，各种各样的眼神我都见过，确诊时的哀怨、化疗起效时的狂喜、治疗耐药时的失落以及临终状态的不甘不舍，而现在，我有可能成为他们中的一员！

我不敢再往下想了，决定先去找同学商量下一步诊断。同学告诉我："乳腺癌的分型是所有肿瘤里最复杂的，同样是长在乳房上的一个肿瘤，通过免疫组化这种特殊技术的染色后大致能够分为 4 种类型，分型的主要目的是区分治疗手段和预后好坏。"而我左侧乳房上的肿块到底属于哪一类型，只有通过穿刺活检才能知道。

听了同学的介绍，当天下午我就进行了穿刺活检。不同于手术治疗，穿刺活检是微创手术，不用麻醉，几乎没有出血，也没有伤口。穿刺的过程很快，而我的心情却如大海上的小船一样上上下下。

我在侥幸地等待着最后的审判，希望命运之神能够眷顾我一次，然而并没有！活检结果提示乳腺浸润性导管癌，Luminal A 型，暂时没有发现淋巴结转移。我知道这个分型是 4 种类型里治疗效果最好的一种，内心感觉放松了一些。

考虑到我的年龄（年轻）、乳房大小、肿块大小（直径不到 3cm）以及本人爱美的个性，我最终选择了保乳手术，即只切掉乳房里的肿瘤，不切除乳房。

手术很快就排上了日程，我焦虑的心也慢慢平静了。手术进行得非常顺利，同学还帮我把切下来的肿瘤拍照留念了。除了把乳房里的肿瘤切除外，手术医生还需要把同侧的腋窝淋巴结进行处理。以往的原则是不顾乳房肿瘤的情况把所有的淋巴结全部清扫干净，但淋巴结也是人体的一个重要"零部件"，虽然平时身体里很多"零部件"毫不起眼，但是一旦没有了它，那么很多问题就会纷至沓来。例如，淋巴结是每个人都有的，并不是癌症患者独有的，它起着引领全身淋巴液的作用，假如某个部位的淋巴结被清扫干净，那么这个部位的淋巴液就无法循环起来，久而久之就会引起浮肿。

在以前的术式之下，许多患者因为淋巴结被切除，手臂的淋巴液无法回流，导致明显水肿，出现无法抬手、梳头，有些甚至连弯曲手指都成问题。因此，手术医生给我安排了前哨淋巴结清扫，也就是在手术中进行染色，把出现染色的淋巴结切掉，假如这些淋巴结有问题，那么就不需要把所有的腋窝淋巴结都切除了。庆幸的是，我的前哨淋巴结染色结果为阴性。术后恢复的日子过得很快，1周之后，常规病理报告结果提示肿瘤很早期，没有淋巴结转移。

这个时候新的问题又出现了：要不要化疗？内科王主任帮我分析病理报告，说道："肿瘤很早期、分型很好、没有淋巴结转移，从这几点来说不需要化疗。但由于你有乳腺癌家族史，肿瘤又略微偏大，从这个角度分析有化疗的必要。"做还是不做？我又失去了前进的方向。这时王主任又提出了另一个方案，即21基因检测，就是把肿瘤再做基因检测，将所有基因都放在显微镜下观察，再细分肿瘤类型，若复发转移风险比较高，则需要接受化疗。我接受了这个方案，1周后就在我拔除手术引流管的那天，结果也出来了，提示高风险。于是我决定接受化疗，同时也知道化疗是对我有用的。

4次（3周1次）化疗很快完成了，而后还有放疗。由于我的肿瘤靠乳头外侧，类型又相对较好，淋巴结也没有转移，所以只需要照射乳房即可。放疗和化疗的不良反应完全不一样，化疗时我担心白细胞、红细胞、血小板等数值下降，放疗时乳房上的皮肤成了我担惊受怕的对象，好在现在预防的药物较多，主管医生也告诉了我很多注意事项，如怎样保护皮肤、进行手臂锻炼、增加营养等。

历经整整4个月后，我的治疗终于结束了。但内科王医生告诉我还需要接受5年的内分泌治疗，只要居家按时服药就行。

现在，我又回到了工作岗位上，虽然身体里有着经历放化疗的"千疮百孔"，但它依然是完整的；我依然热爱我的工作，但是我也知道身体里还隐藏着一个"恶魔"——BRCA1基因，我需要时时提防着它。

05 不放弃，让肉瘤消失

我叫小玲，今年 35 岁。本以为我的日子会一直安逸地过下去，但命运在 2014 年的时候跟我开了个恶意的玩笑。

记得是 2014 年 11 月初，我突然发现右小腿上有一个包块，微痛，但不影响正常活动。我没有在意，以为过几天包块就会慢慢消失。但没想到，包块反而越来越大、越长越快，疼痛也随之加剧。

于是，我慌里慌张地赶到医院就诊。医生建议先做右小腿 MRI，帮助初步判断肿块的性质。在等待结果的时候，我焦躁地暗念："一定不要有事啊！"但该来的终于还是来了，检查结果提示考虑周围神经源性肿瘤。当看见"肿瘤"这个词时，我感到整个世界都黑暗了，想想自己才 35 岁，正是上有老、下有小的时候，该怎么办？

我带着检查报告去找医生。医生说："结果提示你右小腿的肿块是神经源性肿瘤，但还要穿刺活检才能证实。"于是我又做了右小腿肿块穿刺，病理结果提示右腿软组织梭形细胞肿瘤，倾向低度恶性，符合滑膜肉瘤。我很疑惑地问医生："这是什么意思？"医生回答说："从病理上看，你的肿瘤为低度恶性，一般来说，经过积极治疗，预后还是不错的。""为什么我会得这种病？我家里人也没有得过这种病。"医生解释道："滑膜肉瘤是起源于关节、滑膜及肌腱的软组织恶性肿瘤，好发于四肢大关节，也可发生于前臂、大腿的肌腱和筋膜上，多见于青少年，绝大多数为偶发，不会家族遗传。滑膜肉瘤无明显环境诱因，主要是由 X 染色体和 18 号染色体易位引起的。当四肢关节或身体某个部位疼痛不适，并发现有不明肿块时，应及时就医。这种肿瘤以手术切除为主，你尽快准备手术治疗吧。"

在家人的陪伴和鼓励下，我于 2014 年 11 月 27 日接受了右小腿肿瘤广切术，术后恢复较好。术后病理提示（右小腿）软组织肉瘤，符合滑膜肉瘤。医生建议手术后还要做右侧小腿肿瘤区的辅助放疗及全身化疗。

"为什么手术都做好了，还要放化疗？"我问道。医生解释说："放疗是利用放射线（像做 CT 检查一样的 X 射线）治疗肿瘤的一种局部治疗方法，术后放疗的目的是防止肿瘤局部复发。而化疗是化学药物治疗的简称，通过使用化疗药物杀灭肿瘤细胞，防止肿瘤远处转移。手术、放疗和化疗一起并称肿瘤的三大治疗手段。"

"放化疗会不会像电视剧里演的那样掉头发呢？"医生回答说："放化疗确实是有一些不良反应的，常见的有骨髓抑制，表现为白细胞、血红蛋白和血小板不同程度地降低，以及胃肠道反应，如恶心、呕吐、食欲不佳等，掉头发也是可能会发生的。"

"经过这么多治疗后，我的病还会复发吗？"我继续问道。医生说："据统计，每百万人中约有 1.55 人患滑膜肉瘤。超过 90% 的滑膜肉瘤患者发生于四肢，约有一半患者会出现远处转移，肺部转移较为多见。"

于是，按照医生的建议，我开始进行术后放疗和定期化疗、复查。就这样，病情稳定了 3 年，我的心情也稍稍放松了些。然而，命运再次向我露出张牙舞爪的面目。

在 2017 年的一次复查中，我的胸部 CT 结果提示左肺上叶结节灶较前明显增大，转移瘤可能性大。我一下子就愣住了，好不容易历尽艰辛，腿上的肿瘤总算是稳定了，可现在肺部又出现转移了。

由于这次是孤立的肺部转移灶，所以医生建议做手术。于是我在胸腔镜下进行了左上肺结节切除术，术后病理提示左上肺组织内见梭形细胞肿瘤伴局部胶原化，可见核分裂像（结合病史及形态，首先考虑滑膜肉瘤转移）。术后经多方会诊，我再次完成了原来方案的化疗疗程。转眼又过了 4 年，万幸的是，这几年的多次复查结果都较好，自己感觉也很好，并且重新过上了平凡安逸的生活。

　　总之，特别感谢所有医生对我的悉心诊治，并在我迷茫和痛苦的时候给予我安慰和鼓励。我的经历让我坚信：只要不放弃，最终一定会战胜病魔！